Prof. Dr. Hajo Hamer und Dr. Franz Bossle

Epilepsie

Krankheitsbild und Therapie

Epilepsie

Krankheitsbild und Therapie

von

Prof. Dr. Hajo Hamer und Dr. Franz Bossle

Vorträge und Arbeitsunterlagen der Fortbildungsveranstaltungen im Herbst 2013 in Rosenheim, Passau, München, Kempten, Nürnberg, Würzburg, Regensburg und Bayreuth

Schriftenreihe der Bayerischen Landesapothekerkammer Heft 87

Govi-Verlag

Bibliografische Information der Deutschen Nationalbibliothek

Die Deutsche Nationalbibliothek verzeichnet diese Publikation in der Deutschen Nationalbibliografie; detaillierte bibliografische Daten sind im Internet über
http://dnb.d-nb.de
abrufbar.

Wichtiger Hinweis
Medizin als Wissenschaft ist ständig im Fluss. Forschung und klinische Erfahrungen erweitern unsere Kenntnisse, insbesondere was Behandlung und medikamentöse Therapie anbelangt. Soweit in diesem Werk eine Dosierung oder eine Applikation erwähnt wird, darf der Leser zwar darauf vertrauen, dass Autoren, Herausgeber und Verlag größte Mühe darauf verwandt haben, dass diese Angabe genau dem Wissensstand bei Fertigstellung des Werkes entspricht. Dennoch ist jeder Benutzer aufgefordert, die Beipackzettel der verwendeten Präparate zu prüfen, um in eigener Verantwortung festzustellen, ob die dort gegebene Empfehlung für Dosierungen oder die Beachtung von Kontraindikationen gegenüber der Angabe in diesem Buch abweichen. Das gilt besonders bei selten verwendeten oder neu auf den Markt gebrachten Präparaten und bei denjenigen, die von zuständigen Behörden in ihrer Anwendbarkeit eingeschränkt worden sind. Geschützte Handelsnamen (Warenzeichen) wurden nicht besonders kenntlich gemacht. Aus dem Fehlen eines solchen Hinweises kann also nicht geschlossen werden, dass es sich um einen freien Warennamen handelt. Die erwähnten Handelspräparate wurden lediglich beispielhaft bzw. aus didaktischen Überlegungen heraus gewählt.

ISBN 978-3-7741-1244-5

www.govi-verlag.de

Herausgeber: Bayerische Landesapothekerkammer

Druck: Fuck Druck & Verlag, Koblenz

Printed in Germany

Vorwort des Herausgebers

Epilepsie ist eine neurologische Erkrankung, bei der durch spontane synchrone Entladungen von Neuronengruppen im Gehirn Anfälle auftreten. Man unterscheidet idiopathische Epilepsiesyndrome (ohne bildgebend nachweisbare strukturelle Veränderung des Gehirns) von symptomatischen epileptischen Anfällen (wie beispielsweise infolge einer Entzündung des Gehirns, Vergiftung, Hirntumore, Schlaganfälle). Etwa 0,5–1 % der Bevölkerung in Deutschland leiden unter aktiver Epilepsie, jedoch können 4–5 % aller Menschen mindestens einmal in ihrem Leben unter besonderen Umständen einen epileptischen Anfall erleiden. Die Inzidenz von Epilepsien ist abhängig vom Lebensalter. Ein Neuauftreten der Epilepsie ist hauptsächlich im Kindesalter zu beobachten (hier insbesondere idiopathische Epilepsie). Im Erwachsenenalter sinkt die Inzidenz zunächst ab und steigt ab etwa 50 Jahren wieder an (vor allem symptomatische Epilepsien).

Die meisten epileptischen Anfälle enden nach wenigen Minuten von selbst und der Betroffene erholt sich ohne therapeutische Maßnahmen. Wenn jedoch mehrere Anfälle kurz hintereinander als Serie auftreten, ohne dass der Betroffene sich dazwischen wieder vollständig erholen konnte, kann sich ein potentiell lebensbedrohlicher Status epilepticus entwickeln. Je länger dieser Zustand anhält, desto größer ist die Gefahr einer irreversiblen Schädigung des Gehirns oder je nach Anfallsform auch die eines tödlichen Verlaufes.

Bei der Therapie der Epilepsie wird zwischen der Akutbehandlung eines epileptischen Anfalls und der Dauerbehandlung unterschieden. Bei der medikamentösen Therapie werden eine Vielzahl von Antiepileptika (bsp. Valproinsäure, Carbamazepin) eingesetzt, wobei es auch pharmakoresistente Epilepsieformen gibt.

Auf den Seiten vorliegender Broschüre sowie in begleitenden Fortbildungsveranstaltungen besprechen unsere Experten, Herr Prof. Dr. Hajo Hamer, Leiter des Epilepsiezentrums des Universitätsklinikums Erlangen und Herr Dr. Franz Bossle, Leiter der Hubertus-Apotheke in Schweinfurt, die Epidemiologie, das Krankheitsbild und die verschiedenen Therapie-Ansätze von Epilepsien.

Im Namen des Vorstandes und des Fortbildungsausschusses danke ich den beiden Autoren und Vortragenden und wünsche Ihnen, liebe Kolleginnen und Kollegen, eine interessante Lektüre.

Thomas Benkert
Präsident der Bayerischen Landesapothekerkammer

Inhaltsverzeichnis

Teil I: Epilepsie

Teil II: Epilepsien und Antiepileptika

Teil I

Epilepsie

Prof. Dr. Hajo Hamer

1 Diagnosekriterien, Epidemiologie und Klassifikation

1.1 Diagnose und Prävalenz

Epilepsien gehören mit einer Gesamtprävalenz von etwa 0,5–0,6 % (Gustavsson et al. 2011) zu den häufigsten chronisch-neurologischen Erkrankungen. Der Erkrankungsbeginn liegt vorwiegend im (Klein-)Kindesalter und im späten Erwachsenenalter (> 60 Jahre), hierbei überwiegen mit dem Alter symptomatische Epilepsien.

Epilepsien zeichnen sich durch wiederholt auftretende, unprovozierte Anfälle aus. Epileptische Anfälle sind die Folge von unkontrollierten, synchronen und ca. 1–2 Minuten andauernden Entladungen kortikaler Neurone, deren kleinste pathophysiologische Einheit auf zellulärer Ebene das sogenannte »paroxysmal depolarisation shift (PDS)« ist. Das PDS besteht aus einem Aktionspotenzial, das um einige »Ca^{2+}-spikes« verlängert ist. Somit ist Epilepsie eine kortikale Erkrankung. Epileptische Anfälle von subkortikalen Strukturen, wie z.B. des Kleinhirns oder des Rückenmarks, sind nicht bekannt.

Da einen epileptischen Anfall ca. 5 % aller Menschen erleiden (inkl. Fieberkrämpfe im Kleinkindesalter), aber nur ein Teil dieser Betroffenen wiederkehrende Anfälle erfährt, wurde zunächst die Diagnose einer Epilepsie erst nach dem wiederholten, unprovozierten Auftreten von ≥ 2 epileptischen Anfällen gestellt, was erst dann eine antikonvulsive Einstellung nach sich zog. In den letzten Jahren wurden allerdings die Diagnosekriterien dahingehend erweitert, dass auch bereits nach einem ersten Anfall die Diagnose einer Epilepsie gestellt werden kann, wenn sich Hinweise für ein hohes Rezidivrisiko ergeben (Fisher et al. 2005). Hierzu gehören beispielsweise epilepsietypische Potenziale im postiktalen EEG oder eine epileptogene Läsion in der MRT, auf die der erste Anfall bezogen werden kann.

1.2 Klassifikation

Es lassen sich über 50 verschiedene Epilepsiesyndrome/-erkrankungen mit unterschiedlichen Anfallstypen und einer Vielzahl von Ätiologien unterscheiden. Neben der Therapie unterscheidet sich die Prognose der einzelnen Formen der Epilepsien deutlich. Daher macht es auch in der klinischen Praxis Sinn, eine Klassifizierung der Epilepsien und ihrer Anfallstypen vorzunehmen. Häufig lassen daraus direkt therapeutische Konsequenzen ableiten.

Die internationale Klassifikation von Epilepsien und epileptischen Syndromen von 1989 (Epilepsy 1989; Tab. 1) wurde 2010 überarbeitet (Berg et al. 2010), wobei die neue vorgeschlagene Klassifikation derzeit noch unter intensiver Diskussion steht und noch nicht verabschiedet ist. Für die klinische Praxis ist es weiter von großer Bedeutung, (idiopathisch) generalisierte Epilepsien (mit altersabhängigen Manifestationstypen (Absencen-Epilepsie des Kindesalters, Jugend: juvenile myoklonische Epilepsie, Erwachsenenalter: Aufwach-Grand-Mal-Epilepsie etc.) mit den 3 Anfallstypen (Absence, generalisierter myoklonischer Anfall, generalisierter tonisch-klonischer Anfall) und generalisierten epilepsietypischen Potenzialen im EEG von fokalen Epilepsien mit unterschiedlicher Lokalisation, einer »bunten« Anfallssemiologie und fokalen EEG-Veränderungen (s.u.) zu unterscheiden (Tabelle 1). Darüber hinaus sollten in die Diagnose auch ätiologische Überlegungen einfließen, die von genetischen bis hin zu klar symptomatischen Epilepsien reichen und für die weitere Therapie von Bedeutung sind.

Für die Syndrom-Diagnose spielt, wie oben erwähnt, die Anfallsklassifikation eine große Rolle. Dadurch können wertvolle Hinweise auf das Syndrom und die Lokalisation der Epilepsie (bei fokalen Epilepsien) gewonnen werden. Auch erleichtern die typischen epileptischen Symptome die differenzialdiagnostische Abgrenzung zu dissoziativen Anfällen oder konvulsiven Synkopen. Epileptische Anfälle lassen sich vornehmlich in Auren (subjektives Gefühl/Sinneseindruck), Anfälle mit Bewusstseinstrübung (komplex-partiell bzw. dyskognitiv oder dialeptisch) und Anfälle mit motorischen Entäußerungen (einfach-motorisch (wie klonisch) und komplex-motorisch (wie automotorisch (orale oder manuelle Automatismen) oder hypermotorisch) klassifizieren. Dazu liegen mittlerweile übersichtliche Klassifikationsschemata vor (Lüders et al. 1998, Blume et al. 2001). Die einzelnen Anfallstypen können ineinander übergehen. So ist z.B. ein typischer, aber nicht zwangsläufiger Ablauf eines Anfalls bei Temporallappenepilepsie: epigastrische Aura → automotorischer Anfall mit Bewusstseinsverlust → versiver Anfall zur Gegenseite → (sekundär) generalisierter tonisch-klonischer Anfall.

Zusammenfassend ist eine Epilepsie-Klassifikation, die das Syndrom, die Ätiologie und Anfallssemiologie beinhaltet (Kellinghaus et al. 2006), von großer praktischer Bedeutung, da sie kurz und klar die Erkrankung zusammenfasst, sofortige therapeutische Konsequenzen nach sich zieht und eine prognostische Einschätzung erlaubt. Dies kann die eigene Praxis, die Kommunikation mit Kollegen und die Beratung des Patienten verbessern und erleichtern.

Tab. 1: Internationale Klassifikation der Epilepsien und Epilepsie-Syndrome

1.	**Fokale (lokalisationsbezogene, lokale, partielle) Epilepsien und Syndrome**
1.1	Idiopathisch (mit altersgebundenem Beginn) – Gutartige Epilepsie des Kindesalters mit zentrotemporalen Spikes – Epilepsie des Kindesalters mit occipitalen Paroxysmen – Primäre Leseepilepsie
1.2	Symptomatisch – Chronisch progrediente Epilepsia partialis continua (Kojewnikow-Syndrom) des Kindesalters – Syndrome mit spezifischer Anfallsauslösung (»Reflexepilepsien«) – Temporallappenepilepsien – Frontallappenepilepsien – Parietallappenepilepsien – Okzipitallappenepilepsien
1.3	Kryptogen (wahrscheinlich symptomatisch)
2.	**Generalisierte Epilepsien und Syndrome**
2.1	Idiopathisch (mit altersgebundenem Beginn, nach Erkrankungsalter geordnet) – Benigne familiäre Neugeborenenkrämpfe – Benigne Neugeborenenkrämpfe – Benigne myoklonische Epilepsie des Kleinkindesalters – Absencen-Epilepsie des Kindesalters – Juvenile Absencen-Epilepsie – Juvenile myoklonische Epilepsie (Impulsiv-Petit-mal-Epilepsie) – Aufwach-Grand-mal-Epilepsie – Andere generalisierte idiopathische Epilepsien – Epilepsien mit spezifischen Anfallsauslösern (»Reflexepilepsien«)
2.2	Kryptogen oder symptomatisch (geordnet nach Erkrankungsalter) – West-Syndrom (Epilepsie mit Blitz-Nick-Salaam-Anfällen) – Lennox-Gastaut-Syndrom – Epilepsie mit myoklonisch-astatischen Anfällen – Epilepsie mit myoklonischen Absencen
2.3	Symptomatisch
2.3.1	Unspezifisch Ätiologie
2.3.2	Spezifische Syndrome
3.	**Epilepsien und Syndrome, die nicht als fokal oder generalisiert bestimmbar sind**
3.1	Mit sowohl generalisierten als auch fokalen Anfällen
3.2	Ohne eindeutige generalisierte oder fokale Zeichen
4.	**Spezielle Syndrome**
	Gelegenheitsanfälle – Fieberkrämpfe – Isolierte Anfälle oder isolierter Status epilepticus – Anfälle, die ausschließlich bei akuten metabolischen oder toxischen Ereignissen auftreten

Kurzfassung nach: Commission on Classification and Terminology der ILAE 1989 (Epilepsy 1989)

2 Diagnostik

2.1 Allgemeine Diagnostik

Die Diagnose einer Epilepsie ruht auf mehreren Säulen: Anamnese, Fremdanamnese, neurologische Untersuchung, EEG und MRT und seltener Laboruntersuchungen einschließlich genetischer Testung.

Anamnese und Fremdanamnese sind von zentraler Bedeutung. Hilfreich sind insbesondere die Fragen nach dem Beginn eines Anfalls, insbesondere ob eine Aura aufgetreten ist (hinweisend auf fokale Epilepsie) oder ob sich eine anderweitige fokale Symptomatik zeigte (z.B. klonischer Anfall linke Hand; Tabelle 2). Systematische Video-Analysen von Anfällen haben zur Identifikation vieler lateralisierender und lokalisierender Anfallssymptome geführt (Lüders et al. 1998, Hamer et al. 1999). So spricht z.B. eine olfaktorische Aura für einen Anfallsursprung im mesialen Temporallappen einschließlich der Amygdala. Wenn eine epigastrische Aura von einem Anfall mit Automatismen im Bereich der Hände oder oroalimentären Automatismen gefolgt ist, so liegt in > 90 % der Fälle ein temporaler Anfallsursprung vor (Henkel et al. 2002). Anamnestisch kann auch ermittelt werden, ob andere stereotype Episoden von wenigen Minuten Dauer (zweiter Anfallstyp?) bemerkt wurden, ob nach einem Anfall mit Bewusstseinsverlust und Sturz Muskelkater, Einnässen, Zungenbiss und protrahierte Reorientierung aufgetreten sind, was typische, aber keine pathognomonische postiktale Beschwerden sind.

Tab. 2: Lateralisierende Anfallssymptome

Symptom	**Anfallssursprung, Spezifität**
Forcierte Kopfwendung vor sek. Generalisierung	kontralateral, 95 %
Iktale Dystonie	kontraleteral, 90 %
Iktale Sprache	nondominante Hemisphäre, > 90 %
Einseitiger Klonus	kontralateral, > 90 %
Erhaltenes Bewusstsein bei iktalen Automatismen	nondominante Hemisphäre, > 90 %
Postiktale Sprachstörung	dominante Hemisphäre 80–90 %
Postiktales Nasereiben	ipsilateral, > 90 %
Aura mit unilateralem Sinneseindruck	kontralateral, > 90 %

Risikofaktoren für das Auftreten einer Epilepsie sind positive Familienanamnese, perinatale Schädigung und Hinweise auf Hirnschäden (inkl. schweres Schädelhirntrauma, Meningoencephalitis).

Neben der Anamnese kommt dem EEG für die Diagnose einer Epilepsie eine große Bedeutung zu. Zwar ist die Sensitivität eines ersten Routine-EEG für den Nachweis epilepsietypischer Potenziale (ETP) mit 30–50 % relativ gering, aber bei Nachweis von fokalen oder generalisierten ETP ist der Verdacht auf das Vorliegen einer Epilepsie deutlich erhärtet, und oft erlaubt es die Einordnung als generalisierte oder fokale Epilepsie. Der Nachweis von ETP nach einem ersten Anfall belegt ein erhöhtes Rezidivrisiko, was die Diagnose einer Epilepsie schon nach dem ersten Anfall nahelegt (s.o.).

Die strukturelle Bildgebung wurde mit Einführung und Entwicklung der MRT revolutioniert: Eine kranielle Computertomographie (CCT) ist in aller Regel höchstens noch in der direkten postiktalen Phase zum Ausschluss akuter Pathologien, wie intracerebraler Blutungen oder Traumafolgen, indiziert. Heute gelingt bei fokalen Epilepsien in der MRT häufig der Nachweis einer epileptogenen Läsion, sodass eine MRT ein fester Bestandteil der Epilepsiediagnostik bereits nach dem ersten Anfall ist. Es sind allerdings eine der Fragestellung angepasste spezielle Schnittführung und der Einsatz bestimmter Sequenzen erforderlich (dünnschichtige coronare T2 senkrecht zur Achse des Hippokampus, FLAIR, T1 Volumendatensatz, T2*).

Der Nachweis fokaler neurologischer Defizite in der neurologischen Untersuchung spricht für das Vorliegen einer fokalen Epilepsie. Laboruntersuchungen von Serum und Liquor spielen vor allem in der Diagnostik akuter symptomatischer Anfälle (z.B. bei Meningitis), bei Stoffwechselerkrankungen und seltener zur genetischen Testung eine Rolle.

2.2 Prächirurgische Epilepsiediagnostik

Bei medikamentös refraktärer fokaler Epilepsie kann die bisherige Diagnostik um eine prächirurgische Epilepsiediagnostik erweitert werden. Diese hat das Ziel, die Lage und Ausdehnung der epileptogenen Zone und deren Abgrenzung von benachbart liegenden eloquenten Bahnen und Kortexarealen zu bestimmen. Das angestrebte Ergebnis der Diagnostik ist die exakte Definition der Resektionsgrenzen des epilepsiechirurgischen Eingriffs, um das erkrankte Gewebe vollständig unter Schonung von funktionstragendem Kortex zu entfernen.

Kern dieser Diagnostik ist das stationäre Video-EEG-Monitoring, das sich über 1–2 Wochen erstrecken kann und bei dem im EEG interiktale epilepsietypische Potenziale und die Anfallsursprungszone aufgezeichnet und bestimmt werden. Eine besondere Bedeutung hat die Anfallsanalyse im Video, um lateralisierende und lokalisierende Anfallssymptome zu identifizieren (s.o.). Aus konkordanten Befunden der Anfallssemiologie, des interiktalen und iktalen EEG sowie der MRT kann in vielen Fällen bereits eine erfolgversprechende Operationsindikation gestellt werden. Zum Einsatz kommen auch eine neuropsychologische Testung (z.B. mit der Frage, ob ein erhöhtes Risiko auf postoperative kognitive Defizite nach Temporallappenresektion besteht) und seltener iktales SPECT und der Wada-Test (intrakarotidale Amobarbitalgabe zur kurzzeitigen Inaktivierung jeweils einer Hemisphäre), der die Lateralisierung von Sprache und Gedächtnisfunktionen erlaubt (Rosenow and Luders 2001). In Einzelfällen kann eine invasive EEG-Ableitung mit subduralen Platten- und Tiefenelektroden nötig werden, um das epileptische Kortexareal sicher identifizieren zu können.

3 Fokale Epilepsien

Etwa 60 % aller Epilepsien sind fokal. Symptomatische Formen überwiegen vor allem bei Erwachsenen deutlich.

3.1 Symptomatische fokale Epilepsien

Symptomatische fokale Epilepsien können durch eine Vielzahl unterschiedlicher Ätiologien bedingt sein. Kortikale Dyplasien und andere angeborene Hirnschäden treten dabei am häufigsten in Kindesalter auf, postraumatische Epilepsien bei Jugendlichen und Erwachsenen, Tumor-bedingte Epilepsien bei Erwachsenen und älteren Patienten und neurodegenerativ oder vaskulär (z.B. postischämisch) bedingte Epilepsien finden sich vor allem im höheren Lebensalter.

Fokale Epilepsien werden, wenn möglich, weiter nach der lobären Lage der epileptogenen Zone bzw. der Anfallsursprungszone eingeteilt (s.o.).

3.2 Temporallappenepilepsie

Die Temporallappenepilepsie gehört zu den häufigsten fokalen Epilepsien. Es werden mesiale (ca. 90 %) von lateralen (ca. 10 %) Temporallappenepilepsien (TLE) unterschieden. Eine der häufigsten Ursache der mesialen TLE ist die Hippokampussklerose (Synonym: Ammonshornsklerose, Abb. 1). Bei dieser Ätiologie treten in 40 % der Fälle bis zum 5. Lebensjahr (oft komplizierte) Fieberkrämpfe auf. Nach einem meist mehrjährigen anfallsfreien Intervall treten in der Jugend bzw. im jungen Erwachsenenalter unprovoziert wiederkehrende, epileptische Anfälle auf. Typischerweise treten überwiegend komplex-fokale (dialeptische) Anfälle mit epigastrischer, olfaktorischer oder psychischer Aura gefolgt von einem automotorischen Anfall mit oder ohne sekundärer Generalisierung in einem generalisierten tonisch-klonischen Anfall mehrmals pro Monat auf. Neurologisch besteht besonders bei mesialer TLE der dominanten Hemisphäre oft eine (verbale) Kurzzeitgedächtnisstörung. Psychiatrische Auffälligkeiten, wie z.B. Depressionen, sind häufig vergesellschaftet. Nur etwa 10 % der Patienten mit einer mesialen TLE bei Hippokampussklerose werden durch Antikonvulsiva anfallsfrei. Anderseits werden etwa 70 % dieser Patienten durch einen epilepsiechirurgischen Eingriff anfallsfrei, weshalb ein solcher frühzeitig erwogen werden sollte.

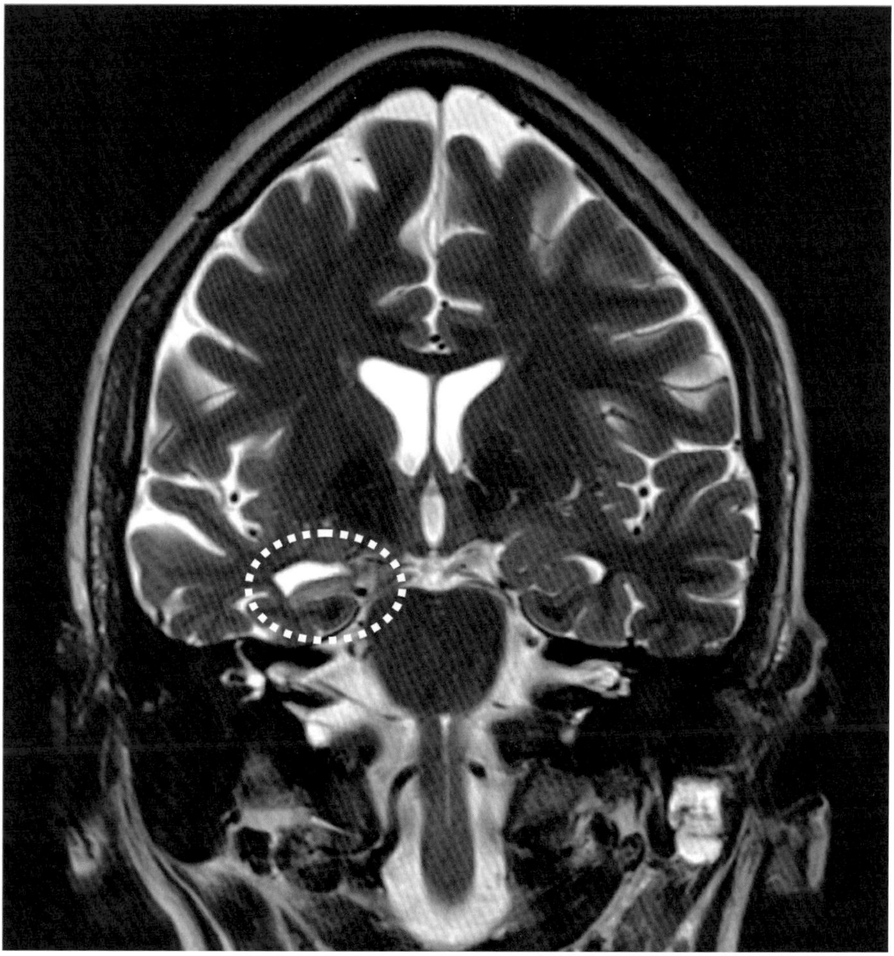

Abb. 1: cMRT eines 42jährigen Patienten mit Temporallappenepilepsie rechts aufgrund einer Hippokampussklerose (siehe gestrichelten Kreis; der Hippokampus rechts zeigt die primären Charakteristika einer Hippokampussklerose in der Bildgebung: im Vergleich zur Gegenseite klein, Signal angehoben und mit verwaschener Binnenstruktur)

Laterale, neokortikale TLE habe andere Ätiologien, wie Missbildungstumore oder Kavernome und können selten auch genetisch bedingt sein (z.B. »familiäre TLE mit akustischen Symptomen«).

3.3 Frontallappenepilepsie

Frontallappenepilepsien (FLE) sind die zweithäufigste Form fokaler Epilepsien (Abb. 2). Die Anfallssymptomatik ist häufiger als bei der TLE durch tonische, klonische, versive, sekundär generalisierte tonisch-klonische oder auch hypermotorische Anfälle geprägt. Letztere zeigen meist kurze, bilaterale, proximal betonte, heftig repetitive Bewegungen, die bei erhaltenem Bewusstsein auftreten können. Sie werden deshalb oft fälschlicherweise für psychogene Anfälle gehalten, lassen sich aber aufgrund ihrer Kürze, Stereotypie und ihres meist nächtlichen Auftretens in Serien aus dem NREM-Schlaf heraus von solchen abgrenzen. Bei Zweifel an der Diagnose ist ein Video-EEG-Monitoring hilfreich, wenn auch das EEG häufig durch Muskel- und Bewegungsartefakte während des Anfalls schwer zu interpretieren ist. Typische Ätiologien sind Dysplasien, Kavernome, posttraumatische oder ischämische Läsionen oder Tumore. Selten kommen auch genetisch bedingte Frontallappenepilepsien vor (s.u.).

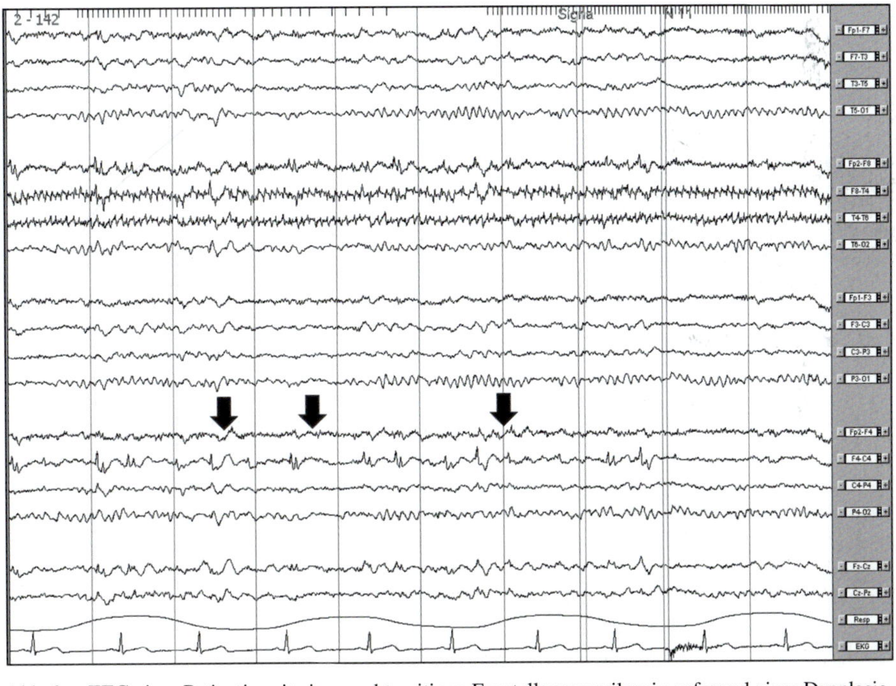

Abb. 2: EEG einer Patientin mit einer rechtsseitigen Frontallappenepilepsie aufgrund einer Dysplasie. Im EEG zeigten sich zahlreiche frontale epilepsietypische Potenziale in Form von Spikes und Polyspikes (Pfeile).

3.4 Parietal-/Okzipitallappenepilepsie

Epilepsien des Parietallappens und des Okzipitallappens sind relativ selten. Die Anfälle können rasch propagieren. Interiktale epilepsietypische Potenziale sind seltener und können aufgrund von schneller Fortleitung entfernt, z.B. über dem Temporallappen auftreten. Patienten mit einer (kontralateralen) visuellen Aura oder anderen lateralisierenden Anfallssymptomen weisen eine gute Prognose auf, wenn epilepsiechirurgische Eingriffe möglich sind (Bösebeck et al. 2002).

3.5 Reflexepilepsien

Bei wenigen Patienten treten epileptische Anfälle nur oder ganz überwiegend auf spezifische Trigger hin auf. Hierbei kann es sich um Flackerlicht, visuelle Muster, schreckhafte akustische Reize, das Lösen von mathematischen Aufgaben oder Lesen aber auch um andere z.T. sehr spezifische Auslöser (z.B. das Reiben von Sand zwischen Zeigefinger und Daumen, der Anblick einer bewegten Wasseroberfläche, Bauer et al. 2008) handeln. Die Therapie besteht, falls möglich, aus der Vermeidung von Triggern und unterstützend aus dem Einsatz von Antikonvulsiva.

3.6 Idiopathische fokale Epilepsien

Zu den idiopathischen fokalen Epilepsien gehören die benigne fokale Epilepsie des Kindesalters mit zentrotemporalen Spikes (Rolando-Epilepsie), die Epilepsie des Kindesalters mit occipitalen Paroxysmen und die Primäre Lese-Epilepsie. Darüber hinaus wurden in den letzten Jahren monogene fokale Epilepsien beschrieben.

3.6.1 Benigne fokale Epilepsie das Kindesalters mit zentrotemporalen Spikes (Rolando-Epilepsie)

Bei der Rolando-Epilepsie handelt sich um eine häufige Epilepsie (ca. 20 % der Epilepsien zwischen dem 5. und 15. Lebensjahr), die in aller Regel gutartige Verläufe bei normaler MRT zeigt und regelhaft bis zum Ende der Pubertät ausheilt. Oft treten insgesamt auch ohne Therapie nur wenige Anfälle auf, sodass eine medikamentöse Einstellung in vielen Fällen nicht zwingend notwendig ist. Bei den Anfällen handelt es sich um fokal motorische meist im Gesicht beginnende und nicht selten sekundär generalisierte tonisch-klonische Anfälle, die typischerweise aus dem Schlaf heraus auftreten. Das EEG zeigt charakteristische abgestumpfte ein- oder beidseitige centro-temporale sharp-waves, die von einer kleinen Nachschwankung gefolgt sind und durch Schlaf massiv aktiviert werden.

Allerdings entwickeln die Mehrheit der Kinder mit diesen typischen, familiär gehäuft auftretenden »Rolandospikes« gar keine Anfälle, sodass Rolandospikes im EEG zwar einen Biomarker für das Auftreten einer Epilepsie darstellen, aber wenig spezifisch sind. In Deutschland gilt Sultiam als Therapie der ersten Wahl, welches z.B. in den USA nicht zugelassen ist. Dort wird meist Carbamazepin eingesetzt.

3.6.2 Monogene fokale Epilepsien

In den letzten Jahren gelang es für einige sehr seltene autosomal-dominant vererbte fokale Epilepsien den Genort und das Gen zu identifizieren. Ein typischer Vertreter dieser Gruppe von Epilepsien ist die »Autosomal dominante nächtliche Frontallappenepilepsie (ADNFLE)«. Die Patienten weisen überwiegend nachts auftretende motorische Anfälle auf. Ursächlich sind Mutationen in den Genen der Cholinrezeptoren. Drei verschiedene Mutationen verursachen denselben Phänotyp (Polygenie) (ADNFLE1, Genort:20q13, Gen: CHRNA4, ADNFLE 2, Genort:1q21, Gen:CHRNB2, ADNFLE 3, Genort:15q24, Gen:?). Weitere Beispiele sind die»Autosomal dominante laterale Temporallappenepilepsie (ADLTE, Genort:10q23-26, Gen: LGI1)« sowie die »Familiäre partielle Epilepsie mit variablen Foci (FEPEVF, Genort:22q11-12, Gen?)«.

4 Generalisierte Epilepsien

Generalisierte Epilepsien (ca. 40 % aller Epilepsien) sind Epilepsien, bei denen Anfälle entweder im gesamten Großhirn (nahezu) gleichzeitig beginnen oder bei denen alle Regionen des Großhirns unabhängig voneinander Anfälle generieren können. Dabei handelt sich häufig um idiopathische und seltener um symptomatische Epilepsien.

4.1 Idiopathische generalisierte Epilepsien

Idiopathische, d.h. wahrscheinlich überwiegend genetisch determinierte, generalisierte Epilepsien (IGE) sind meist oligo- oder polygenetisch verursacht. Das Vererbungsrisiko liegt bei etwa 5–7 %. Das Ansprechen auf Antikonvulsiva ist besser als bei den fokalen Epilepsien. Etwa 60–80 % dieser Patienten werden unter Therapie anfallsfrei. Die einzelnen Formen der IGE manifestieren sich regelhaft altersgebunden, was auch in die Epilepsie-Klassifikation Eingang gefunden hat.

4.1.1 Absencen-Epilepsien

Typisch Anfallsform ist die Absence, die sich vor allem durch einen Bewusstseinsverlust ohne Tonusverlust für wenige Sekunden auszeichnet. Viele Kinder haben eine Amnesie für die Absencen. Absencen können mehrmals pro Stunde auftreten. Häufig fallen die Kinder zunächst durch einen Leistungsknick in der Schule auf (verursacht durch häufige Absencen während der Schulstunde) und werden als »verträumt« wahrgenommen. Erst das EEG bringt die Diagnose ans Licht, das während der Absencen ein typisches generalisiertes 3Hz-Spike-Wave-Muster aufweist (Abb. 3). Bei vielen der betroffenen Kinder und Jugendlichen können Anfälle auch während der EEG-Ableitung durch Hyperventilation (Hypokapnie) ausgelöst werden.

Neben Absencen können myoklonische oder generalisiert tonisch-klonische Anfälle auftreten, was ggf. mit einer schlechteren Prognose assoziiert ist. 10 % der Patienten sind fotosensibel.

Unterschieden wird die Absencen-Epilepsie des Schulkindalters (Auftreten bis zum 10. LJ, bessere Prognose) von der juvenilen Absencen-Epilepsie (Auftreten nach dem 10. LJ; myoklonische und generalisiert tonisch-klonische Anfälle häufiger). Insgesamt heilen ca. 70–80 % der Absencen-Epilepsien bis nach der Pubertät aus.

Therapeutisch werden Valproat, Lamotrigin und Ethosuximid eingesetzt. Letzteres wirkt nur gegen Absencen. Viele andere Antikonvulsiva, wie z.B. Carbamazepin oder Phenytoin, können zur Anfallshäufung der Absencen führen.

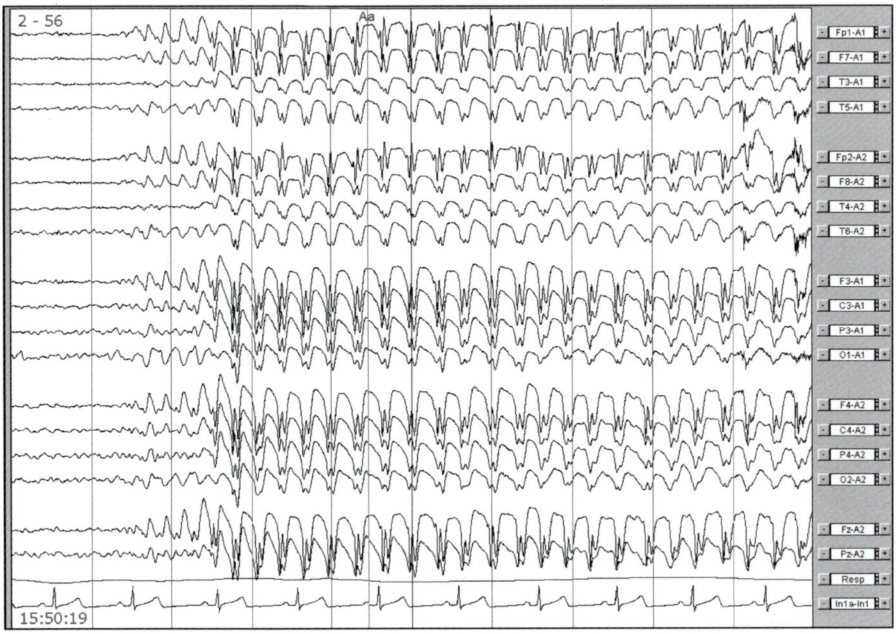

Abb. 3: EEG einer 19-jährigen Patienten mit Absencen-Epilepsie während einer Absence. Im iktalen EEG zeigen sich die typischen generalisierten 3Hz-Spike-Wave-Komplexe.

4.1.2 Juvenile myoklonische Epilepsie (Janz-Syndrom)

Bei diesem häufigen Syndrom treten bei Jugendlichen (Altersgipfel 14. Lj.) vor allem in der ersten Stunde nach dem Erwachen bilaterale myoklonische Zuckungen v.a. der Extensoren der oberen Extremitäten auf, welche zum Fallenlassen von Gegenständen führen. Im Verlauf treten generalisierte myoklonisch-tonisch-klonische Anfälle hinzu. Absencen sind selten. Alkohol und Schlafentzug wirken anfallsprovozierend (Cave: der Morgen nach einer Party). Das EEG zeigt irreguläre 3–5Hz Spike-wave-Komplexe. 30 % der Patienten sind fotosensibel (Cave: Flackerlicht).

Dieses Epilepsie-Syndrom heilt in aller Regel nicht aus. Die Patienten werden allerdings in der überwiegenden Mehrzahl unter Therapie rasch anfallsfrei, bedürfen aber der Dauertherapie, um Rezidive zu vermeiden. Neben dem gut wirksamen Valproat kommen Lamotrigin, Levetiracetam (add-on Zulassung) und Topiramat zu Einsatz, wenn Valproat wegen Nebenwirkungen und insbesondere wegen seines teratogenen Potenzials bei Frauen im gebärfähigen Alter gemieden werden soll.

4.1.3 Aufwach-Grand-Mal-Epilepsie

Diese Epilepsie ist durch primär generalisierte tonisch-klonische Anfälle gekennzeichnet, die in der Regel im oder kurz nach dem Erwachen auftreten. Aufwach-Grand-Mal-Epilepsien manifestieren sich im jungen Erwachsenenalter und weisen meist eine relativ geringe Anfallsfrequenz auf. Im Krankheitsverlauf geht die tageszeitliche Bindung allerdings bei einem Großteil der Patienten verloren. Das Epilepsie-Syndrom heilt ebenfalls ganz überwiegend nicht aus, hat aber eine gute Prognose im Hinblick auf Anfallsfreiheit unter andauernder Therapie, beispielsweise mit Lamotrigin oder Valproat.

4.2 Symptomatisch generalisierte Epilepsien

Nach diffusen Hirnschäden z.B. posthypoxisch oder nach Encephalitis können symptomatisch generalisierte Epilepsien auftreten. Beispielsweise ist das im Kindesalter auftretende Lennox-Gastaut-Syndrom (mentale Retardierung, multiple Anfallsformen (generalisierte tonische Anfälle, dialeptische Anfälle, Sturzanfälle, etc.), Verlangsamungen und 2,5 Hz Slow-Spike-Wave Komplexe im EEG) oft symptomatisch bedingt.

Die Prognose ist auch unter Therapie schlecht, und häufig muss eine Kombinationstherapie aus verschiedenen Antikonvulsiva eingesetzt werden.

5 Therapie der Epilepsien

Die Therapie der Epilepsien erfolgt individuell. Sie besteht aus Beratung und Schulung, medikamentöser Therapie und bei fokalen, Medikamenten-resistenten Epilepsien auch aus nicht-medikamentösen Therapieverfahren, wie der Epilepsiechirurgie.

5.1 Beratung und Schulung

Wichtiger und erster Bestandteil der Therapie ist die Beratung und Schulung des Patienten, welche sich auf die Krankheit und Therapie bezogene Einschränkungen (Fahreignung, Arbeit mit/an gefährlichen Geräten) und Risiken (Ertrinkungsunfälle, Frakturen im Anfall, Teratogenität der Antikonvulsiva) sowie auf die Prognose und das Konzept einer langjährigen Behandlung sowie die Bedeutung der Compliance beziehen. Wichtig ist ggf. das Meiden anfallsfördernder Faktoren wie Schlafentzug, Alkoholgenuss oder von spezifischen Triggern, falls anamnestisch relevant. Eine begleitende Sozialberatung kann schon zu Beginn hilfreich sein.

5.2 Antikonvulsiva

5.2.1 Allgemeine Prinzipien

Das Ziel in der Epilepsiebehandlung ist das Erreichen einer überdauernden Anfallsfreiheit bei keinen bis vertretbaren geringen Nebenwirkungen. Zunächst besteht die Behandlung in einer Pharmakotherapie. Dazu stehen derzeit weit mehr als 20 Antikonvulsiva zur Verfügung und weitere stehen kurz vor der Zulassung. Es werden »klassische« bzw. »ältere« Antikonvulsiva, wie Valproat, Carbamazepin oder Phenytoin, von »neueren« Substanzen, wie z.B. Lamotrigin, Levetiracetam, Oxcarbazepin und Lacosamid, unterschieden, die erst nach ca. 1980 verfügbar wurden.
Die Auswahl des geeigneten Präparats erfolgt nur im ersten Schritt nach pharmakodynamischen oder pathophysiologischen Eigenschaften. So können alle Antikonvulsiva bei fokaler Epilepsie (Ausnahme: Ethosuximid) eingesetzt werden. Üblicherweise erfolgt auch die Zulassung neuer Antikonvulsiva zunächst nur zur Zusatzbehandlung bei erwachsenen Patienten mit fokalen Epilepsien. Ein kleiner Teil dieser Antikonvulsiva wirkt aber auch bei generalisierten Epilepsien (wie Valproat, Lamotrigin, Levetiracetam, Topiramat, Zonisamid (off label), Phenobarbital/Primidon, Ethosuximid (nur bei Absencen); Marson et al. 2007b). Innerhalb der Gruppe der fokalen oder generalisierten Epilepsie-Syndrome lassen sich mangels gesicherter Erkenntnisse pathophysiologisch begründet keine weitere Eingrenzung

von geeigneten Antikonvulsiva vornehmen. Auch die Wirkstärke ist in aller Regel zwischen den Antikonvulsiva gleich (Marson et al. 2007a, Rosenow et al. 2012). Lediglich in der Pharmakokinetik sowie in Nebenwirkungsprofil und -häufigkeit unterscheiden sich die einzelnen Präparate signifikant (Marson et al. 2007a, Glauser et al. 2010, Rosenow et al. 2012). Daher erfolgt bei fokalen wie bei generalisierten Epilepsien die Entscheidung für oder gegen ein einzelnes Pharmakon eher negativen Kriterien wie Vermeidung von potenziellen spezifischen Nebenwirkungen, Vermeidung von pharmakokinetischen Interaktionen oder Vermeidung von hohen Kosten. Insgesamt sind neuere Antikonvulsiva nebenwirkungsärmer als die klassischen Antikonvulsiva, wie Carbamazepin und Valproat, und besitzen ein geringeres Interaktionspotenzial. In der Zusammenschau sehen die Leitlinien der Deutschen Gesellschaft für Neurologie daher die breit wirksamen Lamotrigin und Levetiracetam als günstige Antikonvulsiva für die Ersteinstellung an (www.dgn.org).

Die Auswahl eines Medikamentes erfolgt, wie oben beschrieben, also individuell und hängt ab von:

- Epilepsie-Syndrom: fokal oder generalisiert
- Weiterer Medikation des Patienten
- Patientenmerkmalen wie: Alter, Geschlecht, Kinderwunsch, Begleiterkrankungen (insb. Nieren- oder Leberinsuffizienz; s.u.)
- Zulassungsindikation
- Nebenwirkungsprofil und Interaktionspotenzial des Medikamentes.

Enzyminduktoren können zu einer deutlichen Verkürzung der Eliminationshalbwertzeit anderer Medikamente führen. Beispiel: Hinzugabe von Carbamazepin bei Marcumartherapie: Marcumarspiegel sinkt, Quick steigt/INR sinkt. Inhibitoren verlangsamen den Abbau anderer Medikamente. Beispiel: Hinzugabe von Valproat bei Lamotrigintherapie: Lamotriginspiegel steigt deutlich.

Die meisten Antikonvulsiva können häufigere dosisabhängige Nebenwirkungen wie Müdigkeit, Ataxie, etc. auslösen und haben seltenere spezifischere z.T. potenziell schwere Nebenwirkungen, wie beispielsweise schwere Allergien unter Lamotrigin oder sehr seltenes Leberversagen oder immer wieder Gewichtszunahme, Tremor oder Teratogenität unter Valproat.

Die Ersteinstellung einer Epilepsie geschieht in einer Monotherapie des geeignetsten Antikonvulsivums. Dabei richtet sich die Dosis nach Wirkung und Nebenwirkung und viel weniger nach dem Erreichen etwaiger Medikamentenspiegel. Führt die erste Monotherapie nicht zum Erfolg, wird in der Mehrheit der Fälle überlappend eine zweite Monotherapie mit einem Alternativpräparat angestrebt. Es existieren aber auch Gründe, warum bereits in dieser frühen Phase der Pharmakotherapie ein Kombinationstherapie aus 2 Präparaten angestrebt wird, wenn z.B. das erste Antikonvulsivum teilweise die Anfälle unterdrücken konnte, aber wegen dosisabhängiger Nebenwirkungen nicht mehr gesteigert werden kann. In dieser Situation, kann durch die Hinzunahme eines zweiten Pharmakons versucht werden, Anfallsfreiheit herzustellen. Spätestens nach einer zweiten Monotherapie wird regelhaft eine Kombinationstherapie etabliert. Dabei werden in der Mehrheit zwei und nur selten 3 oder mehr Antikonvulsiva unter den Gesichtspunkten einer rationalen Polytherapie (s.u.) gemeinsam eingesetzt.

5.2.2 Rationale Polytherapie

Während vor ca. 1980 Kombinationstherapien durchaus bereits in der Erstbehandlung einer Epilepsie angewandt wurden, wurde nach 1980 die sequentielle Monotherapie zum Standard erhoben. Dadurch sollte insbesondere die Häufigkeit von Nebenwirkungen gesenkt werden.

Durch die mittlerweile immer größer werdende Anzahl von Antikonvulsiva mit verschiedenen Wirkmechanismen kam in den letzten Jahren wieder eine kontroverse Diskussion auf, inwieweit nunmehr eine rationale Polytherapie mit »supra-additiver«, synergistischer Wirkung bei »infra-additiven« oder sogar antagonistischen Nebenwirkungen durch den gleichzeitigen Einsatz von zwei Antikonvulsiva möglich sein könnte. Mannigfaltige tierexperimentelle Arbeiten stehen dabei wenigen Studien beim Menschen gegenüber (Stafstrom 2010). Es ergaben sich dabei Hinweise, dass Kombinationen von Medikamenten mit unterschiedlichen Wirkmechanismen häufiger »supra-additive« Effekte entfalten können als der gleichzeitige Einsatz zweier Antikonvulsiva mit ähnlicher Wirkweise. In Zusammenschau der Befunde konnte sich allerdings bislang noch keine Medikamentenkombination als so überlegen herauskristallisieren, dass sich daraus eine klare medizinische Behandlungsempfehlung ergeben würde. Eine der wenigen Ausnahmen mag die Kombination aus Valproat und Lamotrigin darstellen, die auch in klinischen Studien eine mögliche »supra-additive« Wirkung nahegelegt hat (Poolos et al. 2012).

Neben der Auswahl der einzelnen Substanzen spielt in dieser Diskussion auch das Konzept der »drug load« insbesondere im Bereich der Nebenwirkungen eine größer werdende Rolle. Dabei werden »Dosisäquivalente« (DDD: defined daily dose) für die verschiedenen Substanzen postuliert. Es wird dem Rechnung getragen, dass dosisabhängige Nebenwirkungen (wie z.B. Schwindel) ab einer individuellen Schwelle auftreten, die gleichermaßen durch eine (höher dosierte) Monotherapie oder durch eine Kombination aus 2 Medikamenten in einer mittleren Dosierung überschritten werden kann. Der klinische Eindruck z.B. beim Umdosieren von Antikonvulsiva unterstützt diese Hypothese. Tritt beim Eindosieren eines zweiten zu einem ersten Antikonvulsiva eine dosisabhängige Nebenwirkung auf, ist dies nicht zwangsläufig allein auf das zweite Antikonvulsivum zurückzuführen, sondern sistiert in vielen Fällen auch dann, wenn in dieser Situation die Dosis des ersten Antikonvulsivums reduziert wird. Daneben existieren auch Hinweise, dass die »drug load« aufgrund der Nebenwirkungslast negativ mit der Compliance der Patienten korreliert.

5.3 Generika

Ein unkritischer Präparatewechsel allein aus ökonomischen Gründen kann für Epilepsiepatienten eine Reihe von Folgen haben, für die unter Umständen sogar der Arzt haftbar gemacht werden kann. Dies beruht auf der Tatsache, dass zwischen verschiedenen Produkten hinsichtlich der Bioverfügbarkeit (inkl. Blutspiegel) Abweichungen nach oben von bis zu 25 % und nach unten von bis zu 20 % erlaubt sind (Krauss et al. 2011). Diese Abweichungen können sich gerade bei anfallsfreien Patienten durch Rezidive oder Intoxikationserscheinungen bemerkbar machen, da im Einzelfall der therapeutische Index der Antikonvulsiva gering sein kann (Labiner et al. 2010, Talati et al. 2012). Rezidive bei anfallsfreien Patienten sind auch deswegen besonders schwerwiegend, weil regelhaft die Kraftfahreignung mindestens für einige Monate verloren geht und gegebenenfalls auch negative berufliche Konsequenzen bis hin zum Arbeitsplatzverlust drohen.

Auch kann ein Präparatewechsel zur Verunsicherung beim Patienten führen. Auf ein erhöhtes Interaktionspotenzial ist zu achten, wenn eine Kombination verschiedener Antikonvulsiva oder aufgrund von Komorbidität eine Kombination mit anderen Arzneimitteln erfolgt. Generika können in aller Regel problemlos bei Neueinstellungen oder bei ohnehin erforderlichen Umstellungen der antikonvulsiven Therapie eingesetzt werden (Talati et al. 2012). Es ist die Empfehlung der Deutschen Gesellschaft für Epileptologie (www.dgfe.org), insbesondere bei anfallsfreien Patienten »Aut-idem« bei Antikonvulsiva auszuschließen.

5.4 Prognose der medikamentösen Therapie

Insgesamt werden ca. zwei Drittel aller Patienten mit Epilepsie überdauernd durch die antikonvulsive Therapie anfallsfrei (Brodie et al. 2012). Etwa 50–60 % der Patienten mit einer neu aufgetretenen Epilepsie werden unter der initialen Monotherapie anfallsfrei. Danach sinkt die Chance auf Anfallsfreiheit mit jeder weiteren nötigen Therapie exponentiell ab (Schiller and Najjar 2008). Allerdings kann auch eine Änderung der antikonvulsiven Therapie spät in der Therapiekaskade jenseits des 4. oder 5. Wechsels in einem kleinen Teil der Patienten (ca. 5–10 %) noch Erfolg haben (Callaghan et al. 2007, Luciano and Shorvon 2007). Refraktäre Patienten sollten in einer spezialisierten Einrichtung vorgestellt werden.

Insgesamt werden Patienten mit idiopathisch generalisierter Epilepsie häufiger (in ca. 60 %–80 %) anfallsfrei als Patienten mit fokalen Epilepsien. Bei fokalen Epilepsien bestimmt mehr die Ätiologie als die Lokalisation der Epilepsie die Prognose. So wurden in 2 größeren Serien Patienten mit postischämischen Epilepsien in über 50 % der Fälle durch eine antikonvulsive Therapie anfallsfrei, während dies bei Epilepsien aufgrund von Dysplasien oder einer Hippokampussklerose nur in einem kleinen Teil der Patienten der Fall war (Semah et al. 1998; Stephen et al. 2001).

5.5 Epilepsiechirurgie, Nervus-Vagus-Stimulation

Bei Medikamenten-resistenten fokalen Epilepsien mit erheblichem Einfluss auf die Lebensqualität und ausreichender psychischer Stabilität sollte geprüft werden, ob nicht ein epilepsiechirurgischer Eingriff zur Anfallsfreiheit führen könnte. Dabei wird nach neueren Kriterien eine Medikamenten-refraktäre Epilepsie bereits nach dem Versagen von 2 Medikamenten, entweder in Mono- oder in Kombinationstherapie angenommen (Kwan et al. 2010), weil danach Erfolgschancen jedes weiteren Medikaments zwar vorhanden, aber deutlich unter 50 % liegen. Daraus folgt, dass eine prächirurgische Diagnostik (s.o.) relativ früh in der Regel bereits nach 2–3 Jahren der Therapie eingeleitet werden kann, insbesondere wenn in der MRT eine potenziell operativ zugängliche Läsion vorhanden ist. Allerdings zeigt die Praxis, dass diese erfolgversprechende Therapieform häufig erst viel später nach über 10–15 Jahren erfolgloser Therapie ins Auge gefasst wird (Haneef et al. 2010). Dies kann für den Patienten von großer Bedeutung sein, weil dadurch die Gefahr erhöht ist, dass ein sozialer Abstieg durch die Erkrankung eingeleitet oder bereits unumkehrbar festgeschrieben wurde.

Nach Durchführung einer prächirurgischen Diagnostik kommen verschiedene resektive Eingriffe infrage: bei Temporallappenepilepsie: klassische 2/3-Resektion des Temporallappens oder eine selektive Amygdalohippokampektomie (Abb. 4); bei Läsionen: Resektion der Läsion und des umliegenden epileptogenen Gewebes; multilobäre Resektion; Hemisphärotomie. Hierbei sind in den verschiedenen Gruppen Anfallsfreiheitsraten noch nach 5–10 Jahren zwischen 30 % und 80 % zu erwarten (de Tisi et al. 2011). Auch noch nach einem erfolgreichen epilepsiechirurgischen Eingriff werden in der Mehrheit der Patienten noch über Jahre Antikonvulsiva weiter verordnet (s.u.), um vor möglichen Rezidiven zu schützen.

a b c

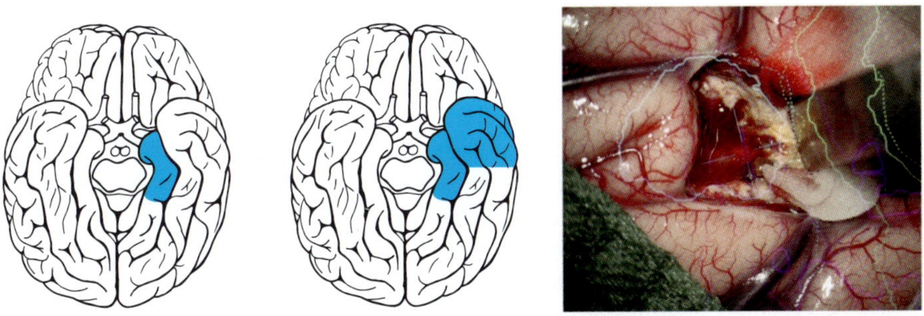

Abb. 4: Verschiedene epilepsiechirurgische Eingriffe: a) selektive Hippokampektomie, b) 2/3 Temporallappen-Resektion; c) intraoperativer situs einer Läsionektomie (in blau die Resektionsgrenzen, die im Vorfeld durch die prächirurgische Diagnostik festgelegt wurden und in das Operationsmikroskop per Neuronavigation eingespielt wurden)

Abb. 4a, 4b, © Govi-Verlag, Pharmazeutischer Verlag GmbH, Eschborn, Abb. 4c © Universitätsklinikum/Klinik für Neurochirurgie Erlangen

Als weitere Therapieoption haben mittlerweile Stimulationsverfahren, wie die Vagus-Nerv-Stimulation oder die anteriore Thalamusstimulation, in die Therapie refraktärer Epilepsien Eingang gefunden. Dabei handelt es sich in der Regel um palliative Verfahren. Insbesondere die Nervus-Vagus-Stimulation hat eine weite Verbreitung. Dabei wird ein Aggregat links thorakal implantiert und mit einer Stimulationselektrode verbunden, die um den linken Nervus vagus gelegt ist. Die Stimulation besteht aus automatischen Stimulationsimpulsen über 30 sec getrennt durch eine 5-minütige Pause, wodurch über Aktivierung vagaler Afferenzen die zentrale Anfallsschwelle angehoben werden soll. Die Vorteile dieses Therapieverfahrens sind eine potenzielle Wirkung bei vielen verschiedenen Epilepsie-Syndromen und die Möglichkeit einer antikonvulsiven Therapie, die Compliance-unabhängig ist. Nachteile sind die Invasivität des Verfahrens und die lediglich kleine Rate an induzierter Anfallsfreiheit, die weit unter 10 % liegt.

5.6 Absetzen von Antikonvulsiva bei anfallsfreien Patienten

Ein Großteil von Patienten mit Epilepsie spricht sehr gut auf Antikonvulsiva an, etwa 2/3 werden langfristig anfallsfrei. Andererseits behandeln die verfügbaren Antikonvulsiva nicht die Ursache der Epilepsie, sondern unterdrücken lediglich Anfälle.

In groß angelegten prospektiven Studien eines gemischten, über 2 Jahre anfallsfreien Patientenkollektivs fand sich nach fünf Jahren ein Rezidivrisiko von etwa 30 % bei Fortsetzen der Antikonvulsiva gegenüber einem Risiko von etwa 50 % bei Absetzen (Specchio et al. 2002). Das Anfallsrisiko ist in den ersten 6–12 Monaten nach Absetzen der Antikonvulsiva relativ am höchsten und sinkt danach fortlaufend ab (Lossius et al. 2008).

In zahlreichen Studien konnten folgende Merkmale herausgearbeitet werden, die das Rezidivrisiko im individuellen Fall bestimmten: Prädiktoren für ein geringes Risiko eines Anfallsrezidivs waren kryptogene Ursache der Epilepsie, normaler Neurostatus, normales EEG bei Beginn des Absetzens, Beginn der Epilepsie in der Kindheit, lange Anfallsfreiheit sowie antikonvulsive Monotherapie vor Absetzen. Umgekehrt bestand für Patienten mit läsionalem MRT, auffälligem Neurostatus, pathologischem EEG, Beginn der Epilepsie nach der Pubertät sowie kurzer Anfallsfreiheit vor Absetzen der Antikonvulsiva ein erhöhtes Rezidivrisiko. Auch das Epilepsie-Syndrom spielte eine Rolle: So hat die benigne fokale Epilepsie des Kindesalters (»Rolando-Epilepsie«) eine exzellente Prognose für Anfallsfreiheit im Erwachsenenalter, wohingegen bei der juvenilen myoklonischen Epilepsie selbst bei jahrzehntelanger Anfallsfreiheit unter antikonvulsiver Therapie ein hohes Risiko eines Anfallsrezidivs besteht.

Bei Kindern war das Rezidivrisiko relativ unabhängig von der Geschwindigkeit des Absetzens (1 vs. 6 Monate; Serra et al. 2005). Die meisten Anfälle traten unter niedrigen bzw. fehlenden Antikonvulsivaspiegeln auf, hingegen waren Anfälle bei schnell fallendem, aber noch vorhandenem Spiegel selten (Marks et al. 1991). Sehr langsames Ausschleichen über viele Monate reduziert somit nicht deutlich das Rezidivrisiko. Nichts desto trotz sollte das Absetzen schrittweise über Wochen bis Monate erfolgen und bei Barbituraten bzw. Benzodizepinen ggf. noch langsamer.

Auch nach epilepsiechirurgischen Eingriffen mit konsekutiver Anfallsfreiheit unter Antikonvulsiva kommt es nach vollständigem Absetzen der Antikonvulsiva häufiger zu einem Anfallsrezidiv (Park et al. 2010; de Tisi et al. 2011), weil in einigen Fällen Epilepsiechirurgie nicht zur Heilung führt, sondern eine bislang refraktäre Epilepsie in eine medikamentös behandelbare Epilepsieform überführt.

Etwa 80 % aller Patienten mit Anfallsrezidiv unter Absetzen von Antikonvulsiva werden nach Wiederbeginn einer antikonvulsiven Therapie erneut langfristig anfallsfrei. Allerdings kann dem eine mehrjährige Phase von Pharmakoresistenz vorausgehen.

Zusammenfassend gilt die Empfehlung, dass mit Ausnahme einiger weniger Epilepsie-Syndrome (wie z.B. Rolando-Epilepsie), auch nach längjähriger Anfallsfreiheit das Absetzen von Antikonvulsiva nur sehr zurückhaltend erwogen werden sollte, da ein Ausheilen der Epilepsie wenig wahrscheinlich ist, insbesondere wenn die epileptogene Läsion noch in situ oder unbekannt ist und keine Nebenwirkungen das Absetzen nahelegen.

6 Epilepsietherapie und Alter

Mit fortschreitendem Alter treten Veränderungen der Medikamentenabsorption, -verteilung und -proteinbindung zusätzlich zu einer erhöhten pharmakodynamischen Empfindlichkeit auf, die bei einer medikamentösen Behandlung von älteren Menschen berücksichtigt werden müssen. Die hepatische Metabolismusrate ist genauso reduziert wie die renale Clearance, sodass Überdosierungen schneller möglich sind. Ältere Patienten weisen darüber hinaus häufig mehrere Begleiterkrankungen auf, für die sie in der Regel eine Vielzahl anderer Medikamenten einnehmen. Daher müssen gerade bei den »älteren Antikonvulsiva«, wie Carbamazepin, Valproat und Phenobarbital, bei der antikonvulsiven Einstellung pharmakokinetische Interaktionen mit berücksichtigt werden. Eine der hauptsächlichen Vorteile neuerer Antikonvulsiva, wie Lamotrigin, Levetiracetam oder Lacosamid, ist die fehlende bzw. geringere Interaktion mit anderen Medikamenten und eine im Durchschnitt bessere Verträglichkeit.

Im Vergleich zu jüngeren Erwachsenen nimmt die Nebenwirkungsrate bei älteren Menschen zu, was sich in einer erhöhten Rate von Hyponatriämien (v.a. unter Oxcarbazepin), Herzrhythmusstörungen, Sedierung/kognitive Einschränkungen oder Stürzen/Knochenbrüchen etc. niederschlagen und ein Argument für die im Durchschnitt besser verträglichen neueren Antikonvulsiva sein kann.

Unabhängig von der Auswahl des Antikonvulsivums muss aus oben genannten Gründen die Dosis des Medikaments in der Regel niedriger gewählt werden.

Die letztendliche Auswahl des Antikonvulsivums hängt auch im Alter von individuellen Gesichtspunkten ab: So kann es ratsam sein, von Valproat abzusehen, wenn bereits ein Tremor vorhanden ist. Sind Elektrolytstörungen bekannt, sollte Carbamazepin bzw. Oxcarbazepin nur unter engmaschigem Monitoring eingesetzt werden, und wenn pharmakokinetische Interaktionen befürchtet werden, könnte ein neueres Antikonvulsivum ohne bekannte Interaktionen das Mittel der 1. Wahl darstellen. Die Chance auf Anfallsfreiheit ist bei den »Altersepilepsien« größer als bei den Epilepsien in den jüngeren Lebensaltern und hängt zum Teil von der Ätiologie ab (s.o.).

7 Schwangerschaft und Epilepsie

Es gibt in der Regel keinen hinreichenden Grund, warum eine Frau mit Epilepsie auf Kinder verzichten sollte. In der weit überwiegenden Mehrheit verlaufen Schwangerschaften bei Frauen mit Epilepsie völlig komplikationslos. Um mögliche Risiken durch Anfälle oder deren Behandlung zu verringern, sollten alle Frauen mit Kinderwunsch und Epilepsie frühzeitig mit dem behandelnden Neurologen die Besonderheiten einer Schwangerschaft besprechen. Eine genetische Beratung kann vor allem dann sinnvoll sein, wenn Frauen die Vererbung ihrer Epilepsie überschätzen.

Jede Epilepsiepatientin mit Kinderwunsch sollte bereits vor der Schwangerschaft Folsäure (2,5–5 mg/d) einnehmen, da dadurch das Risiko für große Fehlbildungen, insbesondere auf eine Spina bifida sowie auf kognitive Defizite beim Kind reduziert wird (Meador et al. 2013). Dies ist gerade auch bei Behandlung mit Valproat wichtig, da in höheren und hohen Dosierungen von Valproat das Risiko für eine Spina bifida exponentiell ansteigen kann (Tomson et al. 2011).

Die große Mehrheit der Epilepsien verändert sich in der Schwangerschaft nicht, Verschlechterungen aber auch Verbesserungen sind möglich. Das Therapieziel ist Anfallsfreiheit, da mehrerer Grand-Mal-Anfälle in der Schwangerschaft mit kognitiver Teratogenität einhergeht (Vinten et al. 2005) und besonders in der Spätschwangerschaft Stürze ein erhöhtes Verletzungsrisiko für Mutter und Kind nach sich ziehen. Auch sollte ein Status epilepticus in der Schwangerschaft vermieden werden, der mit einer erhöhten Mortalität einhergehen kann.

Bei anhaltender Anfallsfreiheit sollte vor der Schwangerschaft diskutiert werden, ob die Medikamente nicht abgesetzt werden können (s.u.). Sind Antikonvulsiva weiterhin indiziert, ist eine Monotherapie mit einer möglichst niedrigen Tagesdosis anzustreben (Tomson et al. 2011). Teratogenität steigt in einer Polytherapie wahrscheinlich exponentiell an. Bei einer eingetretenen Schwangerschaft sollte eine bewährte Medikation allerdings nicht mehr verändert werden, da Fehlbildungen, wenn überhaupt, sehr früh in der Schwangerschaft entstehen (in den ersten 6 Wochen bzw. < 3 Monaten). Antikonvulsiva sollten in retardierter Form eingesetzt werden und ggf. auf drei Einnahmezeitpunkte pro Tag verteilt werden, um Spiegelspitzen zu vermeiden. Die bislang verfügbaren Daten zeigen, dass Lamotrigin und Carbamazepin mit einer relativ gering erhöhten Teratogenität einhergehen, während Valproat zumindest in höheren Dosierungen (> 700–1000 mg/d) mit einem deutlich bis sehr deutlich erhöhten Risiko für Fehlbildungen beim Kind vergesellschaftet ist. Allerdings kann eine niedrige Valproat-Dosis (< 700–1000 mg/d) mit einem kleineren

Risiko für Fehlbildungen beim Kind verbunden sein als z.B. hohe Lamotrigin-Dosen > 300 mg/d, da für alle untersuchten Antikonvulsiva Teratogenität dosisabhängig ist (Tomson et al. 2011).

Es ist wichtig, Frauen mit Epilepsie darauf hinzuweisen, dass insgesamt die Risiken für das Kind durch eine regelmäßige Antikonvulsiva-Einnahme in den meisten Fällen relativ gering bleiben. Denn es besteht die Gefahr, dass die Compliance der Patientin durch irreale Ängste leidet und dadurch Rezidiv-Anfälle oder gar Status epileptici durch ein selbstständiges Absetzen der Medikation ausgelöst werden.

Eine gezielte Ultraschallfeindiagnostik kann ca. ab der 12. Schwangerschaftswoche durchgeführt werden, sollte aber nur dann empfohlen werden, wenn klare Konsequenzen aus den möglichen Befunden gezogen werden. Es wird empfohlen, die Antikonvulsiva-Spiegel, insbesondere bei Lamotrigin und Oxcarbazepin, während der Schwangerschaft regelmäßig zu kontrollieren, da diese im Laufe der Schwangerschaft stark abfallen können und es deshalb insbesondere in der zweiten Schwangerschaftshälfte ratsam sein kann, die Dosis sukzessive nach oben anzupassen (EURAP study group 2006).

Es gibt keinen Grund, weswegen alleine wegen der Epilepsie von einer Geburt auf natürlichem Wege abgeraten werden sollte. Nur ein kleiner Teil der Frauen mit Epilepsie (< 5 %) erleiden Anfälle unter der Geburt (EURAP study group 2006). Ein primärer Kaiserschnitt sollte nur dann erwogen werden, wenn Frauen sehr häufig (generalisiert tonisch-klonische) Anfälle erleiden. Im Kreißsaal sollte darauf geachtet werden, dass die Medikamente unter Geburt weiter eingenommen werden.

Solange das Befinden des Kindes nicht dagegenspricht (»floppy infant«, Trinkschwäche, ausgeprägte Müdigkeit), braucht nicht vom Stillen abgeraten werden. Im Gegenteil, da der Säugling intrauterin mit dem Antikonvulsivum in Berührung gekommen ist, kann das abrupte Abstillen ein »Entzugssyndrom« mit Irritabilität und Unruhe des Kindes auslösen.

8 Status epilepticus

Der Begriff »Status epilepticus« beschreibt einen Zustand des Gehirns mit verlängerter, anhaltender oder rascher repetitiver epileptischer iktaler Aktivität. Heute wird im Allgemeinen bereits ein Status epilepticus angenommen, wenn ein Anfall über die für den individuellen Patienten übliche Zeitdauer fortbesteht, insbesondere wenn er länger als 5–10 Minuten andauert. Eine Selbstlimitierung eines Anfalls jenseits 5 Minuten wird immer unwahrscheinlicher. Daneben wird auch ein Status epilepticus diagnostiziert, wenn ein Patient einen zweiten oder weiteren Anfall entwickelt, ohne zwischenzeitlich das volle Bewusstsein wiederzuerlangen.

Die Inzidenz des klassischen generalisierten konvulsiven Status epilepticus wird zwischen 10–20/100.000 pro Jahr geschätzt (Knake et al. 2001). Männer und Frauen sind annähernd gleich häufig betroffen. Ein Status epilepticus kann in allen Altersklassen mit Häufung in den ersten Lebensjahren sowie im höheren Lebensalter auftreten.

Bisherige Versuche, die Erscheinungsformen des Status epilepticus zu klassifizieren und kategorisieren, haben unterschiedliche Schwerpunkte gesetzt (Rona et al. 2005). So wurde einerseits versucht, pathophysiologisch einzuteilen v.a. nach involvierten Gehirnanteilen (»fokal« versus »generalisiert«; »petit mal« versus »grand mal«), oder auch nach vorherrschenden Symptomen, der heute bevorzugten Statuseinteilung (»konvulsiv« versus »non-konvulsiv« bzw. detaillierter nach der Anfallssemiologie, wie »klonisch« oder »myoklonisch« usw; Rona et al. 2005). Neben der antikonvulsiven Therapie (s.u.) kommt der effizienten Behandlung einer ggf. vorhandenen Grunderkrankung bei symptomatischem Status und der Vermeidung von Komplikationen (z.B. Blutdruckabfall, Rhabdomyolyse, Hyperthermie) eine große Rolle in der Status-Therapie zu. Die Letalität des Status epilepticus liegt immer noch bei über 20 % und ist überwiegend durch die Grunderkrankung bedingt.

8.1 Status epilepticus generalisierter tonisch-klonischer Anfälle (Grand-Mal-Status)

Der konvulsive Status generalisierter tonisch-klonische Anfälle (SGTKA;« Grand Mal-Status«) besteht aus einer anhaltenden klassischen tonisch-klonischen Symptomsequenz oder erneuten Anfällen nach selbstlimitiertem generalisiertem tonisch-klonischem Anfall ohne zwischenzeitliche Erholung aus dem Stadium des postiktalen Komas/Sopors. Es werden drei Stadien des konvulsiven SGTKA unterschieden: Initialphase (≤ 10 Minuten), etablierter SGTKA (10–30 (bzw. 60) Minuten) und refraktärer SGTKA (> 30 (bzw. 60) Minuten); siehe auch Leitlinie »Status epilepticus im Erwachsenenalter« der Deutschen Gesellschaft für Neurologie unter www.dgn.org.

Diese Form des Status epilepticus bedarf einer raschen und aggressiven Therapie bereits in der Prähospitalphase und verlangt in der Regel die Aufnahme auf eine neurologische Intensivstation mit Intubations- und Beatmungsmöglichkeiten, einer EEG-Überwachung und Zugang zur neuroradiologischen Bildgebung.

Nach Ausschluss einer Hypoglykämie und eines psychogenen Status sowie der Gabe von Thiamin 100 mg i.v. bei Verdacht auf ethanolassoziierten SGTKA wird bereits in der Prähospitalphase die weitere medikamentöse Ersttherapie eingeleitet. Diese besteht zunächst aus der Gabe eines Benzodiazepins. Die beste Evidenz liegt immer noch für die intravenöse Gabe von Lorazepam vor, welches in Metaanalysen der Gabe von Diazepam überlegen war (Prasad et al. 2005). Eine kürzliche Studie konnte zeigen, dass Midazolam i.m. mindestens so sicher und effektiv ist wie Lorazepam i.v. in der Beendigung eines Status epilepticus in der Prähospitalphase (Silbergleit et al. 2012). Allerdings ist Midazolam in Deutschland derzeit nur in der intravenösen oder bukkalen (bis 18 Jahre) Applikationsform zugelassen. Falls die Ersttherapie ohne Erfolg bleibt, besteht die Stufe 2 der Status-Therapie aus nicht-sedierenden, i.v. verfügbare Antikonvulsiva, wie Phenytoin (in Regel nur über zentralnervösen Zugang zu infundieren), Valproat (Cave: Lebertoxizität bei Mitochondriopathie) oder Levetiracetam (Cave: Niereninsuffizienz), die in der Regel nicht in der Prähospitalphase, sondern stationär auf der Intensivstation zum Einsatz kommen.

Bleibt ein SGTKA auch unter der Sekundärtherapie refraktär, sind rasch, bereits nach 30–60 Minuten, anästhetische Antikonvulsiva mit Intubation und künstlicher Beatmung zu erwägen. Die Rationale hinter diesem aggressiven Vorgehen besteht darin, sowohl akute systemische (wie z.B. Lungenödem oder Herzrhythmusstörungen) als auch chronisch neuronale Schädigungen zu verhindern. In einem systematischen Review ließen sich auf der Basis von retrospektiven Studien keine Unterschiede zwischen Barbituraten, Midazolam oder Propofol finden (Claassen et al. 2002). Die bisher einzige randomisierte Studie untersuchte die Wirksamkeit von Barbituraten vs. Propofol bei refraktärem Status (Rossetti et al. 2011). Die Studie musste wegen schleppender Rekrutierung vorzeitig abgebrochen werden, ohne dass ein signifikanter Unterschied zwischen beiden Pharmaka gefunden werden konnte. Daher lassen die bisher vorliegenden Daten keine Empfehlung der Präferenz von Barbituraten vs. Midazolam vs. Propofol zu.

8.2 Non-konvulsiver Status epilepticus

Der Begriff »non-konvulsive Status« (NKSE) umfasst eine ätiologisch wie pathophysiologisch heterogene Gruppe, deren gemeinsames Merkmal das Fehlen prominenter motorischer Entäußerungen ist. In der Regel geht ein NKSE mit einer Bewusstseinsstörung oder zumindest mit fluktuierender psychomotorischer Verlangsamung und anderen kognitiven Defiziten einher (»dyskognitiver/dialeptischer Status epilepticus«). Die Hauptsymptome können auch kognitiv-psychiatrische Auffälligkeiten sein (Leitsymptome Verwirrtheit, Delir, Desorientierung, Halluzinose oder Psychose).

Die hauptsächlichen Formen eines NKSE sind:

- ***»Status komplex-fokaler Anfälle«***
  Lateralisierte oder regionale epileptische Aktivität aufgrund einer fokalen Epilepsie mit prolongierter Bewusstseinsstörung und/oder kognitiv-psychiatrischen Symptomatik bei oft vorliegender struktureller ZNS-Läsion. In EEG finden sich häufig repetitive oder andauernde Anfallsmuster (Abb. 5)

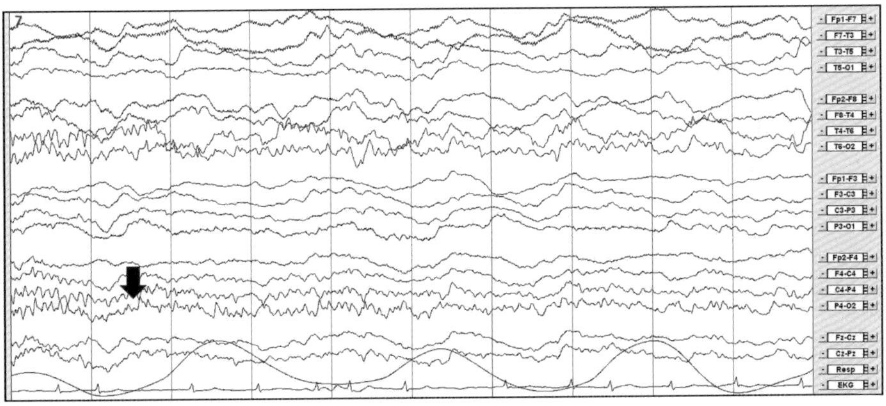

Abb. 5: EEG einer 76-jährigen Patientin während eines non-konvulsivem Status epilepticus nach rechtshemisphärischem Hirninfarkt (klinisch: verwirrt, unkooperativ, intermittierend Kloni links). Im EEG zeigt sich ein undulierendes Statusmuster rechts temporo-occipital (Pfeil).

- ***Absencen-Status***
  Der Absencen-Status ist ein Status im Rahmen einer generalisierten Absence-Epilepsie, der sich durch eine wechselnde Bewusstseinsstörung mit lediglich fakultativen subtilen motorischen Phänomenen (z.B. Myoklonien) manifestiert (Heckmann et al. 2003) und im EEG typischerweise generalisierte und im Verlauf irreguläre Spike-Wave-Komplexe zeigt. Mitunter kann er nur durch das EEG von einem non-konvulsiven fokalen Status epilepticus unterschieden werden. Ist die Diagnose gestellt, erfolgt die Akut-Therapie mit Benzodiazepinen, auf die der Absencen-Status in aller Regel sehr gut anspricht.

Der NKSE stellt eine wichtige Differenzialdiagnose bei unklarem Koma/Sopor dar. Diese Art des Status epilepticus ist primär nicht lebensbedrohlich (kann aber schwerwiegende Ursachen haben). Die vorrangigen Therapieziele sind daher die Unterbrechung des Status zur Wiederherstellung der Handlungskontrolle, das Vermeiden von akuten wie chronischen Folgeschäden und ggf. die Behandlung der Grunderkrankung. Somit bedarf der NKSE einer raschen, aber häufig weniger aggressiven Therapie als der SGTKA. Eine intensiv-neurologische Überwachung bleibt aber davon unbenommen. Die Stufentherapie, die für den SGTKA eingesetzt wird (1. Stufe: Benzodiazpine; 2. Stufe: nicht-sedierende i.v. Antikonvulsiva; 3. Stufe: Anästhetika inkl. Intubation/Beatmung), kommt auch beim NKSE zur Anwendung. Allerdings sollten vor dem Hintergrund der häufig geringeren Letalität eines NKSE Anästhetika zurückhaltender und eher im Einzelfall eingesetzt werden, da iatrogene Risiken gegenüber Folgeschäden einer anhaltenden epileptischen Aktivität abgewogen werden müssen.

9 Sozio-ökonomische Aspekte der Epilepsie

Basierend auf neueren Berechnungen kann man davon ausgehen, dass gegenwärtig in Deutschland mehr als 600.000 Personen Antikonvulsiva wegen einer Epilepsie einnehmen (Hamer et al. 2012). Analysiert man die Patientenströme, zeigt sich, dass Hausärzte, niedergelassene Neurologen/Neuropädiater (inklusive Schwerpunktpraxen) und »Epilepsie-Ambulanzen« hauptsächlich Patienten mit Epilepsie behandeln, zwischen den Patientengruppen keine größeren Überlappungen zu verzeichnen sind und diese sich in ihrer Schwere der Erkrankung unterscheiden (Hamer et al. 2012). Während es sich bei einer großen Gruppe von Epilepsiepatienten, die hausärztlicherseits behandelt werden, vor allem um anfallsfreie Patienten mit generalisierten Epilepsien handelt, zeigen Auswertungen von Epilepsie-Ambulanzen, dass dort ein großer Teil der Patienten unter einer medikamentös refraktären fokalen Epilepsie leidet, die häufig mit einer Kombinationstherapie behandelt werden muss. Dies spiegelt sich auch in höheren Behandlungskosten wider.

Von den heute weit über 20 verschiedenen zur Verfügung stehenden Antikonvulsiva werden derzeit lediglich 5–10 häufiger eingesetzt (Abb. 6; Hamer et al. 2012; Hamer et al. 2006). Insgesamt werden über 80 % der Patienten mit einem der vier Hauptantikonvulsiva behandelt: Valproat, Carbamazepin, Lamotrigin, Levetiracetam. Die Auswahl der Antikonvulsiva differiert zwischen den einzelnen Behandlungssektoren, wobei ältere Antikonvulsiva eher von Hausärzten eingesetzt werden, während bei Neurologen, Pädiatern und Ambulanzen neuere Antikonvulsiva eine größere Rolle spielen. Hausärzte verschrieben im Jahr 2009 beispielsweise circa doppelt so häufig Carbamazepin wie Epilepsie-Ambulanzen, die wiederum häufiger Lamotrigin, Levetiracetam oder Oxcarbazepin einsetzen. Oxcarbazepin und Sultiam sind bevorzugt von Pädiatern eingesetzte Medikamente, während ältere Patienten noch häufig mit Phenytoin und Primidon behandelt wurden.

Die Krankheitskosten aufgrund der Epilepsie belaufen sich auf ca. 7.500 EUR pro Patient und Jahr (Strzelczyk et al. 2012). Direkte Kosten (d.h. Kosten, die direkt durch die medizinische Behandlung entstehen) haben daran einen Anteil von ca. einem Drittel und setzen sich vor allem aus den Kosten für Hospitalisierug und Medikamentenkosten zusammen. Deutschlandweit beliefen sich 2009 die Kosten für Antikonvulsiva, die wegen einer Epilepsie verschrieben wurden, auf ca. 280 Mio EUR, was ca. 1 % der gesamten Arzneimittelausgaben entspricht. Krankenhauseinweisungen erfolgen vornehmlich aufgrund von (ersten) Anfällen oder Status epileptici, zum Video-EEG-Monitoring oder aufgrund von Verletzungen infolge eines Anfalls. Zwei Prozent aller Epilepsiepatienten müssen sich jedes Jahr wegen einer anfallsbedingten Verletzung (v.a. Knochenbrüche, Mittelgesichts- und Zahnverletzung) stationär behandeln lassen (Strzelczyk et al. 2012).

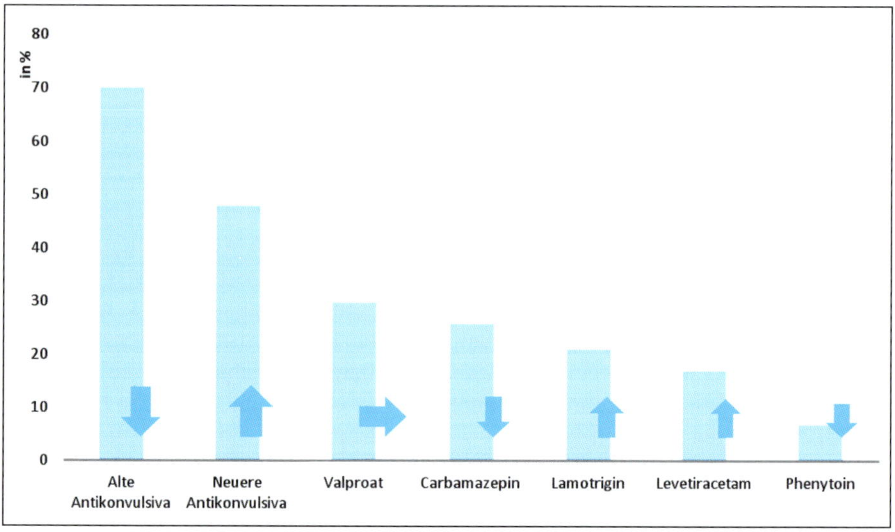

Abb. 6: Häufigkeit der Verschreibung von älteren versus neueren Antikonvulsiva und den 5 am häufigsten verschriebenen Antikonvulsiva in 2009 in Deutschland (Hamer et al. 2012). Pfeile weisen auf Tendenz hin, wie sich Verschreibungshäufigkeit in Zukunft entwickeln wird.

Indirekte Kosten, die dem Einzelnen und/oder der Gesellschaft als Ganzes z.B. durch Arbeitskraftverlust aufgrund von vorzeitiger Berentung oder Krankheitsfall entstehen, überwiegen die direkten Kosten und tragen am meisten zu den Krankeitskosten von Epilepsien bei (Strzelczyk et al. 2008, Strzelczyk et al. 2012). Frühberentung, die durchaus immer wieder vermeidbar erscheint, spielt dabei in Deutschland eine bedeutende Rolle. Allerdings ist auch Arbeitslosigkeit für Erwachsenen mit Epilepsie ein großes Problem, die ca. dreimal so hoch ist wie in der Allgemeinbevölkerung (Korchounov et al. 2012). All dies führt auch zu einer starken Einschränkung der Lebensqualität der Betroffenen.

Somit verursachen Epilepsien als eine der häufigsten chronisch neurologischen Erkrankungen einen hohen Ressourcenverbrauch im Gesundheitswesen, wobei indirekte Kosten überwiegen. Frühberentung und Arbeitslosigkeit, gefolgt von Medikamentenkosten spielen die größte Rolle. Allerdings sind die Kosten für die Behandlung eines Epilepsie-Patienten um ein Vielfaches geringer als diejenigen, die für andere chronische nervenärztliche Krankheiten, wie Morbus Parkinson (ca. € 20.000/J) oder Morbus Alzheimer (ca. € 35.000/J), anfallen.

10 Literatur

Bauer S, Knake S, Haag A, Hermsen A, Strzelczyk A, Hamer HM, Rosenow F. Seizures induced by the sight of moving water. EpilepticDisord 2008;10:49–52.

Berg AT, Berkovic SF, Brodie MJ, Buchhalter J, Cross JH, van Emde Boas W, Engel J, French J, Glauser TA, Mathern GW, Moshe SL, Nordli D, Plouin P, Scheffer IE. Revised terminology and concepts for organization of seizures and epilepsies: report of the ILAE Commission on Classification and Terminology, 2005–2009. Epilepsia 2010;51:676–685.

Blume WT, Luders HO, Mizrahi E, Tassinari C, van Emde BW, Engel J, Jr. Glossary of descriptive terminology for ictal semiology: report of the ILAE task force on classification and terminology. Epilepsia 2001;42:1212–1218.

Bösebeck F, Schulz R, May T, Ebner A. Lateralizing semiology predicts the seizure outcome after epilepsy surgery in the posterior cortex. Brain 2002;125:2320–2331.

Brodie MJ, Barry SJ, Bamagous GA, Norrie JD, Kwan P. Patterns of treatment response in newly diagnosed epilepsy. Neurology 2012;78:1548–1554.

Callaghan BC, Anand K, Hesdorffer D, Hauser WA, French JA. Likelihood of seizure remission in an adult population with refractory epilepsy. AnnNeurol 2007;62:382–389.

Claassen J, Hirsch LJ, Emerson RG, Mayer SA. Treatment of refractory status epilepticus with pentobarbital, propofol, or midazolam: a systematic review. Epilepsia 2002;43:146–153.

de Tisi J, Bell GS, Peacock JL, McEvoy AW, Harkness WF, Sander JW, Duncan JS. The long-term outcome of adult epilepsy surgery, patterns of seizure remission, and relapse: a cohort study. Lancet 2011;378:1388–1395.

Epilepsy CoCaTotILA. Proposal for revised classification of epilepsies and epileptic syndromes. Epilepsia 1989;30:389–399.

Fisher RS, van Emde BW, Blume W, Elger C, Genton P, Lee P, Engel J, Jr. Epileptic seizures and epilepsy: definitions proposed by the International League Against Epilepsy (ILAE) and the International Bureau for Epilepsy (IBE). Epilepsia 2005;46:470–472.

Glauser TA, Cnaan A, Shinnar S, Hirtz DG, Dlugos D, Masur D, Clark PO, Capparelli EV, Adamson PC. Ethosuximide, valproic acid, and lamotrigine in childhood absence epilepsy. N Engl J Med 2010;362:790–799.

EURAP study group Seizure control and treatment in pregnancy: observations from the EURAP epilepsy pregnancy registry. Neurology 2006;66:354–360.

Gustavsson A, Svensson M, Jacobi F, Allgulander C, Alonso J, Beghi E, Dodel R, Ekman M, Faravelli C, Fratiglioni L, Gannon B, Jones DH, Jennum P, Jordanova A, Jonsson L, Karampampa K, Knapp M, Kobelt G, Kurth T, Lieb R, Linde M, Ljungcrantz C, Maercker A, Melin B, Moscarelli M, Musayev A, Norwood F, Preisig M, Pugliatti M, Rehm J, Salvador-Carulla L, Schlehofer B, Simon R, Steinhausen HC, Stovner LJ, Vallat JM, Van den Bergh P, van Os J, Vos P, Xu W, Wittchen HU, Jonsson B, Olesen J. Cost of disorders of the brain in Europe 2010. Eur Neuropsychopharmacol 2011;21:718–779.

Hamer HM, Dodel R, Strzelczyk A, Balzer-Geldsetzer M, Reese JP, Schoffski O, Graf W, Schwab S, Knake S, Oertel WH, Rosenow F, Kostev K. Prevalence, utilization, and costs of antiepileptic drugs for epilepsy in Germany – a nationwide population-based study in children and adults. J Neurol 2012;259:2376–2384.

Hamer HM, Spottke A, Aletsee C, Knake S, Reis J, Strzelczyk A, Oertel WH, Rosenow F, Dodel R. Direct and indirect costs of refractory epilepsy in a tertiary epilepsy center in Germany. Epilepsia 2006;47:2165–2172.

Hamer HM, Wyllie E, Lüders HO, Kotagal P, Acharya J. Symptomatology of epileptic seizures in the first three years of life. Epilepsia 1999;40:837–844.

Haneef Z, Stern J, Dewar S, Engel J, Jr. Referral pattern for epilepsy surgery after evidence-based recommendations: a retrospective study. Neurology 2010;75:699–704.

Heckmann JG, Lang CJ, Stefan H, Neundorfer B. The vegetarian who ate a sausage with curry sauce. Lancet Neurol 2003;2:62.

Henkel A, Noachtar S, Pfander M, Luders HO. The localizing value of the abdominal aura and its evolution: a study in focal epilepsies. Neurology 2002;58:271–276.

Kellinghaus C, Loddenkemper T, Wyllie E, Najm I, Gupta A, Rosenow F, Baumgartner C, Boesebeck F, Diehl B, Drees C, Ebner A, Hamer H, Knake S, Meencke JH, Merschhemke M, Moddel G, Noachtar S, Rona S, Schuele SU, Steinhoff BJ, Tuxhorn I, Werhahn K, Luders HO. Suggestion for a new, patient-oriented epilepsy classification. Nervenarzt 2006;77:961–969.

Knake S, Rosenow F, Vescovi M, Oertel WH, Mueller HH, Wirbatz A, Katsarou N, Hamer HM. Incidence of status epilepticus in adults in Germany: a prospective, population-based study. Epilepsia 2001;42:714–718.

Korchounov A, Tabatadze T, Spivak D, Rossy W. Epilepsy-related employment prevalence and retirement incidence in the German working population: 1994-2009. Epilepsy Behav 2012;23:162–167.

Krauss GL, Caffo B, Chang YT, Hendrix CW, Chuang K. Assessing bioequivalence of generic antiepilepsy drugs. Ann Neurol 2011;70:221–228.

Kwan P, Arzimanoglou A, Berg AT, Brodie MJ, Allen Hauser W, Mathern G, Moshe SL, Perucca E, Wiebe S, French J. Definition of drug resistant epilepsy: consensus proposal by the ad hoc Task Force of the ILAE Commission on Therapeutic Strategies. Epilepsia 2010;51:1069–1077.

Labiner DM, Paradis PE, Manjunath R, Duh MS, Lafeuille MH, Latremouille-Viau D, Lefebvre P, Helmers SL. Generic antiepileptic drugs and associated medical resource utilization in the United States. Neurology 2010;74:1566–1574.

Lossius MI, Hessen E, Mowinckel P, Stavem K, Erikssen J, Gulbrandsen P, Gjerstad L. Consequences of antiepileptic drug withdrawal: a randomized, double-blind study (Akershus Study). Epilepsia 2008;49:455–463.

Luciano AL, Shorvon SD. Results of treatment changes in patients with apparently drug-resistant chronic epilepsy. AnnNeurol 2007;62:375–381.

Lüders H, Acharya J, Baumgartner C, Benbadis S, Bleasel A, Burgess R, Dinner DS, Ebner A, Foldvary N, Geller E, Hamer H, Holthausen H, Kotagal P, Morris H, Meencke HJ, Noachtar S, Rosenow F, Sakamoto A, Steinhoff BJ, Tuxhorn I, Wyllie E. Semiological seizure classification. Epilepsia 1998;39:1006–1013.

Marks DA, Katz A, Scheyer R, Spencer SS. Clinical and electrographic effects of acute anticonvulsant withdrawal in epileptic patients. Neurology 1991;41:508–512.

Marson AG, Al Kharusi AM, Alwaidh M, Appleton R, Baker GA, Chadwick DW, Cramp C, Cockerell OC, Cooper PN, Doughty J, Eaton B, Gamble C, Goulding PJ, Howell SJ, Hughes A, Jackson M, Jacoby A, Kellett M, Lawson GR, Leach JP, Nicolaides P, Roberts R, Shackley P, Shen J, Smith DF, Smith PE, Smith CT, Vanoli A, Williamson PR. The SANAD study of effectiveness of carbamazepine, gabapentin, lamotrigine, oxcarbazepine, or topiramate for treatment of partial epilepsy: an unblinded randomised controlled trial. Lancet 2007a;369:1000–1015.

Marson AG, Al Kharusi AM, Alwaidh M, Appleton R, Baker GA, Chadwick DW, Cramp C, Cockerell OC, Cooper PN, Doughty J, Eaton B, Gamble C, Goulding PJ, Howell SJ, Hughes A, Jackson M, Jacoby A, Kellett M, Lawson GR, Leach JP, Nicolaides P, Roberts R, Shackley P, Shen J, Smith DF, Smith PE, Smith CT, Vanoli A, Williamson PR. The SANAD study of effectiveness of valproate, lamotrigine, or topiramate for generalised and unclassifiable epilepsy: an unblinded randomised controlled trial. Lancet 2007b;369:1016–1026.

Meador KJ, Baker GA, Browning N, Cohen MJ, Bromley RL, Clayton-Smith J, Kalayjian LA, Kanner A, Liporace JD, Pennell PB, Privitera M, Loring DW. Fetal antiepileptic drug exposure and cognitive outcomes at age 6 years (NEAD study): a prospective observational study. Lancet Neurol 2013;12:244–252.

Park KI, Lee SK, Chu K, Jung KH, Bae EK, Kim JS, Lee JJ, Lee SY, Chung CK. Withdrawal of antiepileptic drugs after neocortical epilepsy surgery. Ann Neurol 2010;67:230–238.

Poolos NP, Warner LN, Humphreys SZ, Williams S. Comparative efficacy of combination drug therapy in refractory epilepsy. Neurology 2012;78:62–68.

Prasad K, Al-Roomi K, Krishnan PR, Sequeira R. Anticonvulsant therapy for status epilepticus. Cochrane Database Syst Rev 2005;Cd003723.

Rona S, Rosenow F, Arnold S, Carreno M, Diehl B, Ebner A, Fritsch B, Hamer HM, Holthausen H, Knake S, Kruse B, Noachtar S, Pieper T, Tuxhorn I, Luders HO. A semiological classification of status epilepticus. EpilepticDisord 2005;7:5–12.

Rosenow F, Luders H. Presurgical evaluation of epilepsy. Brain 2001;124:1683–1700.

Rosenow F, Schade-Brittinger C, Burchardi N, Bauer S, Klein KM, Weber Y, Lerche H, Evers S, Kovac S, Hallmeyer-Elgner S, Winkler G, Springub J, Niedhammer M, Roth E, Eisensehr I, Berrouschot J, Arnold S, Schroder M, Beige A, Oertel WH, Strzelczyk A, Haag A, Reif PS, Hamer HM, LaLiMo Study G. The LaLiMo Trial: lamotrigine compared with levetiracetam in the initial 26 weeks of monotherapy for focal and generalised epilepsy – an open-label, prospective, randomised controlled multicenter study. J Neurol Neurosurg Psychiatry 2012;83:1093–1098.

Rossetti AO, Milligan TA, Vulliemoz S, Michaelides C, Bertschi M, Lee JW. A randomized trial for the treatment of refractory status epilepticus. Neurocrit Care 2011;14:4–10.

Schiller Y, Najjar Y. Quantifying the response to antiepileptic drugs: effect of past treatment history. Neurology 2008;70:54–65.

Semah F, Picot MC, Adam C, Broglin D, Arzimanoglou A, Bazin B, Cavalcanti D, Baulac M. Is the underlying cause of epilepsy a major prognostic factor for recurrence? Neurology 1998;51:1256–1262.

Serra JG, Montenegro MA, Guerreiro MM. Antiepileptic drug withdrawal in childhood: does the duration of tapering off matter for seizure recurrence? J Child Neurol 2005;20:624–626.

Silbergleit R, Durkalski V, Lowenstein D, Conwit R, Pancioli A, Palesch Y, Barsan W. Intramuscular versus intravenous therapy for prehospital status epilepticus. N Engl J Med 2012;366:591–600.

Specchio LM, Tramacere L, La Neve A, Beghi E. Discontinuing antiepileptic drugs in patients who are seizure free on monotherapy. J NeurolNeurosurgPsychiatry 2002;72:22–25.

Stafstrom CE. Mechanisms of action of antiepileptic drugs: the search for synergy. Curr Opin Neurol 2010;23:157–163.

Stephen LJ, Kwan P, Brodie MJ. Does the cause of localisation-related epilepsy influence the response to antiepileptic drug treatment? Epilepsia 2001;42:357–362.

Strzelczyk A, Nickolay T, Bauer S, Haag A, Knake S, Oertel WH, Reif PS, Rosenow F, Reese JP, Dodel R, Hamer HM. Evaluation of health-care utilization among adult patients with epilepsy in Germany. Epilepsy Behav 2012;23:451–457.

Strzelczyk A, Reese JP, Dodel R, Hamer HM. Cost of epilepsy: a systematic review. Pharmacoeconomics 2008;26:463–476.

Talati R, Scholle JM, Phung OP, Baker EL, Baker WL, Ashaye A, Kluger J, Coleman CI, White CM. Efficacy and safety of innovator versus generic drugs in patients with epilepsy: a systematic review. Pharmacotherapy 2012;32:314–322.

Tomson T, Battino D, Bonizzoni E, Craig J, Lindhout D, Sabers A, Perucca E, Vajda F. Dose-dependent risk of malformations with antiepileptic drugs: an analysis of data from the EURAP epilepsy and pregnancy registry. Lancet Neurol 2011;10:609–617.

Vinten J, Adab N, Kini U, Gorry J, Gregg J, Baker GA. Neuropsychological effects of exposure to anticonvulsant medication in utero. Neurology 2005;64:949–954.

Teil II

Epilepsien und Antiepileptika

Dr. Franz Bossle

Epilepsien und Antiepileptika

Unter dem Oberbegriff Epilepsien werden verschiedene anfallsartig auftretende, chronisch rezidivierende Krankheiten zusammengefasst, die auf einer gesteigerten Erregbarkeit (Übererregbarkeit) zentraler Neurone und damit einer Erniedrigung der Krampfschwelle beruhen und mit abnormen motorischen Reaktionen (tonischen, klonischen oder tonisch-klonischen Krämpfen, Zuckungen, Stereotypien) und/oder Bewusstseinsstörungen bzw. Bewusstseinsverlust sowie teilweise auch verstärkten vegetativen Reaktionen einhergehen.

Epilepsien gehören zu den häufigsten chronischen Erkrankungen des Zentralnervensystems. Die Prävalenz beträgt weltweit 0,5–1 % ohne wesentliche ethnische oder geographische Unterschiede. Obwohl Epilepsien in jedem Lebensalter auftreten können, werden bereits vor dem 10. Lebensjahr etwa 50 % und bis zum 20. Lebensjahr etwa zwei Drittel davon manifest. Ein Drittel der Epilepsien tritt erstmals jenseits des 60. Lebensjahres auf. Die Wahrscheinlichkeit, im Laufe des Lebens an einer Epilepsie zu erkranken, liegt bei 5 % mit zunehmender Tendenz aufgrund der kontinuierlichen Alterszunahme der Bevölkerung.

Geschichte der antiepileptischen Pharmakotherapie

Die Epilepsie (abgeleitet von dem griechischen Wort epilambanein = heftig ergreifen, zupacken) gehört zu den ältesten Krankheiten und ist in nahezu alle alten Kulturen zu finden. Lange Zeit spielten magisch-mythische Methoden eine große Rolle. Vor der hippokratischen Zeit, die von 500 bis 1 v. Chr. angesiedelt ist, gilt die Epilepsie als Ausdruck für Besessenheit bzw. Dämonologie. Während der hippokratischen Zeit wird in einer hippokratischen Schrift erstmals das Wort Epilepsie in direkte Verbindung mit einem Anfallsleiden gebracht. Im Mittelalter gilt die Epilepsie als Ausdruck von bösen Geistern und einer Gottesstrafe. Verschiedene Heilige wurden zur damaligen Zeit angerufen und um Hilfe angebeten. Erst mit dem »Corpus Hippocraticum«, einer Sammlung von mehr als 60 medizinischen Texten, die zwischen dem 2. und 5. Jahrhundert n. Chr. entstanden sind, begann eine rationale Erklärung dieser Krankheit und das Gehirn wurde als Ursprung der Epilepsie erkannt.

Viele verschiedene Therapieansätze kamen im Laufe der Jahre zur Anwendung. Mit Beginn des 17. Jahrhunderts verwendete man pflanzliche Drogen und seit dem 18. Jahrhundert setzte man bevorzugt Radix Valerianae ein. Seit der Mitte des

19. Jahrhunderts fanden chemische Stoffe Eingang in die Therapie, zunächst die Bromide (werden heute kaum noch verwendet) und ab 1912 Phenobarbital, das heute noch einen wichtigen Stellenwert in der Therapie der Epilepsie besitzt. Phenytoin wurde 1948 als nicht sedierendes Analogon von Phenobarbital eingeführt und später folgten die in ihrer Struktur aus dem Phenytoin abgeleiteten Substanzen Trimethadion, Ethosuximid, Mesuximid und das chemisch nicht mehr an das Phenytoin erinnernde Carbamazepin. Valproinsäure, die bereits 1881 synthetisiert wurde, fand 1963 aufgrund des Nachweises antikonvulsiver Eigenschaften den Weg in die Epilepsiebehandlung. Auch bei der Einführung der Benzodiazepine Anfang der 1960er Jahre stand deren antikonvulsive Wirkung zunächst nicht im Vordergrund.

Lamotrigin, Gabapentin, Topiramat und viele weitere Substanzen fanden erst zu Beginn der 1990er Einzug in die Therapie.

Antiepileptika (Antikonvulsiva)

Antiepileptika sind Wirkstoffe, die die Häufigkeit oder die Schwere von Anfällen bei Menschen mit einer Epilepsie vermindern. Mit ihnen behandelt man das Symptom Anfälle, nicht die zugrunde liegende Erkrankung, die für die Anfälle verantwortlich ist. Ziel ist, die Lebensqualität möglichst weitgehend zu verbessern, indem man die Anfälle verhindert.

Dies kann entweder durch Hemmung der Erregbarkeit von Neuronen oder durch die Eindämmung der Erregungsausbreitung erreicht werden. Dazu muss die Leitfähigkeit der Zellmembran beeinflusst werden, was man über Ionenkanäle oder spezielle Rezeptoren erreichen kann. Alternativ kann man dies auch über die Konzentration von Neurotransmittern im Extrazellulärraum erreichen, indem die Wiederaufnahme oder Metabolisierung variiert wird. Therapeutisch besonders wichtig ist die Beeinflussung spannungsabhängiger Na^+-Kanäle sowie die des GABAergen Systems. Eine Reihe von Antiepileptika greift gleichzeitig an mehreren Stellen an, wodurch sich die Unterschiede im Wirkungs- und Nebenwirkungsspektrum erklären lassen.

Wirkungsmechanismen der verschiedenen Antiepileptika

Hauptwirkung auf spannungsabhängige Ionenkanäle

Viele Antiepileptika, z.B. Carbamazepin, Oxcarbazepin, Valproinsäure, Phenytoin und Lamotrigin, wirken vorwiegend auf spannungsabhängige Na^+-Kanäle. Bei den Wirkstoffen Valproat und Topiramat kommen noch weitere Wirkkomponenten hinzu. Dieser Wirkansatz führt zu dem Effekt, dass die Amplitude und die Dauer eines einzelnen Aktionspotenzials nicht verändert werden. Dagegen wird den Neuronen die Fähigkeit genommen, schnell aufeinander folgende Aktionspotenziale auszulösen. Die oben genannten Wirkstoffe lösen diese Wirkung über eine Na^+-Kanal-Blockade aus, die auch durch die Frequenz und das Ruhemembranpotenzial unterschiedlich beeinflusst wird. Darüber erklärt man heute auch die unterschiedliche klinische Wirksamkeit.

Bei der Entstehung von Absencen (wenige Sekunden anhaltende Bewusstseinsstörungen) spielen Ca^{2+}-Kanäle vom T-Typ eine wichtige Rolle. Hier werden die Substanzen Ethosuximid und Zonisamid eingesetzt, da diese T-Typ-Ca^{2+}-Ströme in thalamokortikalen Neuronen vermindern. Abhängig vom Ruhemembranpotenzial der Neuronen verhindern sie durch Blockade der Ca^{2+}-Kanäle die Ausbildung niederschwelliger Ca^{2+}-Spitzen und wirken so der Entstehung von Absencen entgegen.

Hauptwirkung auf Glutamat- und $GABA_A$-Rezeptoren

Benzodiazepine, wie z.B. Diazepam, Clobazam und Clonazepam, sind allosterische Agonisten an $GABA_A$-Rezeptoren, greifen dort an eine spezielle Bindungsstelle an

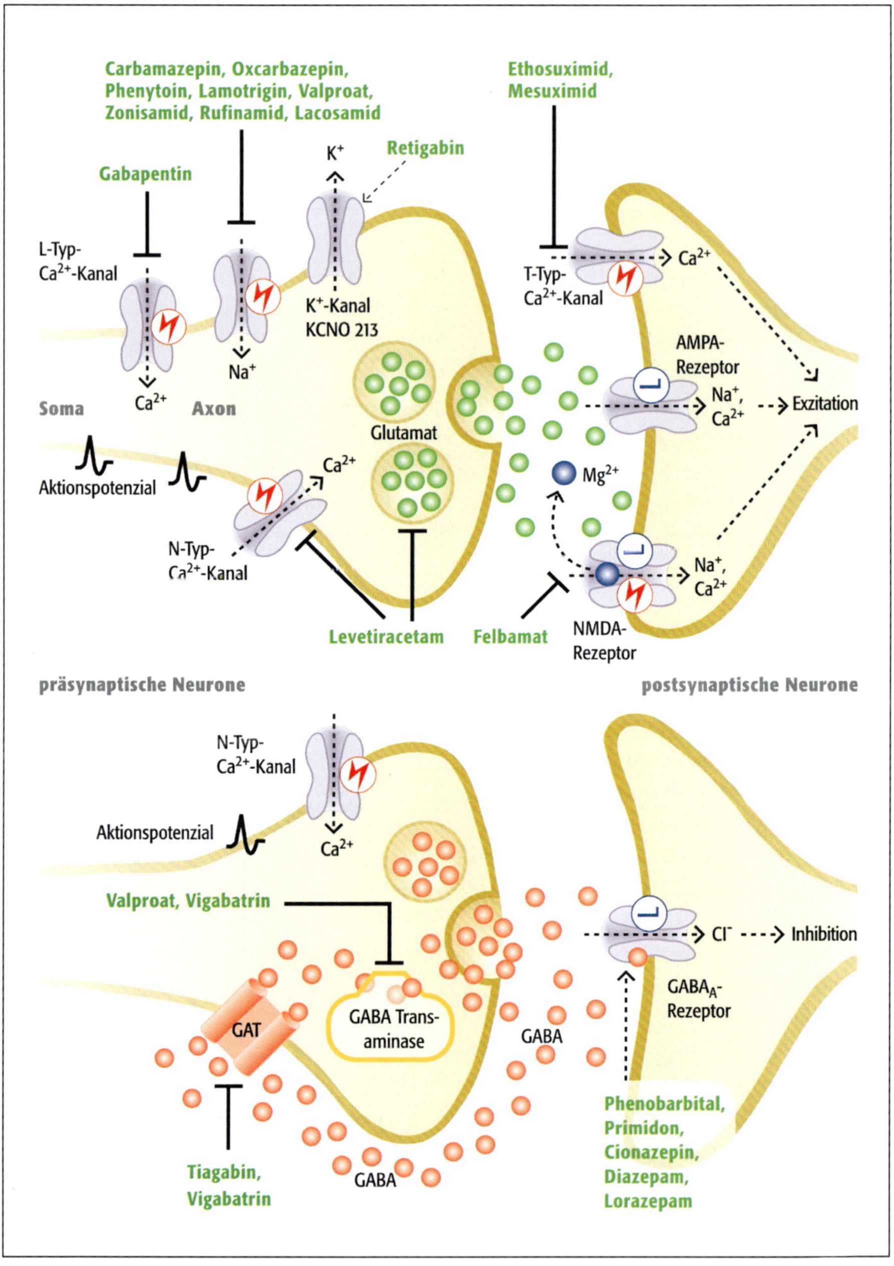

Abb. 1: Wirkungsmechanismen von Antiepileptika in schematischer Darstellung. Dargestellt sind die Angriffspunkte der verschiedenen Wirkstoffe an einem glutamatergen und einem GABAergen präsynaptischen Neuron sowie an zwei postsynaptischen Neuronen, die glutamaterger oder GABAerger Natur sein können.

und lösen über diese eine Öffnung des Cl^--Kanals aus. Sowohl die daraus entstehende Hyperpolarisation als auch die Verminderung des Membranwiderstandes hemmen nun die Erregbarkeit der Zelle.

Die bekannten Probleme der Toleranzentwicklung und der Entzugserscheinungen bei abruptem Absetzen bei den Benzodiazepinen stehen aber generell einer Langzeittherapie entgegen.

Einen sehr ähnlichen Wirkansatz haben die Barbiturate, wie z.B. Phenobarbital, die eine andere allosterische Modulationsstelle des $GABA_A$-Rezeptors beeinflussen. In therapeutischer Konzentration verlängern sie die Öffnungsdauer des Cl^--Kanals, nicht aber die Frequenz. Beim Einsatz als Antikonvulsivum spielt aber im Gegensatz zu den Benzodiazepinen das Thema Toleranz und Abhängigkeit nur eine untergeordnete Rolle.

An einer dritten Bindungsstelle greift nun auch Topiramat an den $GABA_A$-Rezeptor an und moduliert dessen Wirkung.

Felbamat blockiert die Glycin-Bindungsstelle des NMDA-Rezeptors. Zusätzlich Effekte werden durch Hemmung von spannungsabhängigen Na^+- und Ca^{2+}-Kanälen und Modulationen am $GABA_A$-Rezeptor erreicht.

Hauptwirkung auf den Glutamat- und GABA-Stoffwechsel

Ein weiterer Mechanismus antikonvulsiv wirkender Substanzen beruht auf der Beeinflussung der Kinetik von Neurotransmittern bzw. Neuromodulatoren. So wirkt Vigabatrin hemmend auf das Enzym GABA-Transaminase und verzögert dadurch den Transport von GABA in Neuronen und Gliazellen. Durch eine Hemmung des vesikulären GABA-Transporters erhöht Vigabatrin außerdem die GABA-Konzentration im Gewebe. Tiagabin blockiert selektiv die Aufnahme von GABA in Neuronen und Gliazellen.

Auch Valproat erzielt einen Teil seiner Wirkung durch Hemmung GABA-abbauender Enzyme. Zusätzlich steigert es auch noch die Aktivität des Enzyms Glutamat-Decarboxylase, das eine sehr wichtige Position im Syntheseweg des Neurotransmitters GABA darstellt. Auch Gabapentin erhöht die Wirksamkeit dieses Enzyms.

Wirkung über Vesikelproteine

Der Wirkmechanismus beruht hier auf der Bindung an das Vesikelprotein SV2A, wodurch eine erhöhte Freisetzung von GABA aus dem präsynaptischen Vesikel erfolgt. GABA bindet postsynaptisch an den GABA-Rezeptor und sorgt damit für einen inhibierenden Chloridioneneinstrom und somit zu einer Hyperpolarisation. Über diesen Ansatz wirkt Levetiracetam und zeigt im klinischen Einsatz ein sehr günstiges Nebenwirkungsprofil.

Tab. 1: Übersicht über die Hauptwirkmechanismen der wichtigsten Antiepileptika:

GABA-Erhöhung	Na^+-Kanal	Glutamat-inhibition	T-Ca^{2+}-Kanal	Über Vesikelproteine
Benzodiazepine	Benzodiazepine	Felbamat	Ethosuximid	Levetiracetam
Gabapentin	Carbamazepin	Topiramat	Topiramat	
Phenobarbital	Lamotrigin		Pregabalin	
Tiagabin	Oxcarbazepin		Zonisamid	
Topiramat	Phenobarbital			
Valproinsäure	Phenytoin			
Vigabatrin	Topiramat			
	Valproinsäure			
	Zonisamid			

Pharmakokinetik und Therapeutisches Drug Monitoring

Antiepileptika werden meist gut resorbiert. Nur nach oraler Einnahme von Carbamazepin, Phenobarbital und Phenytoin verläuft die Resorption langsam. Obwohl die meisten Wirkstoffe eine nur schlechte Löslichkeit besitzen, weisen sie eine Bioverfügbarkeit auf, die zumeist über 80 % liegt.

Die Elimination der Antiepileptika aus dem Körper erfolgt im Normalfall über die Leber. Viele Wirkstoffe werden zu aktiven Metaboliten umgewandelt, die dann ebenfalls hepatisch eliminiert werden. Die Plasma Clearance ist relativ langsam, weshalb viele dieser Wirkstoffe eine mittlere bis lange Wirksamkeit besitzen.

Für die Dauertherapie mit diesen Stoffen hat es sich besonders bei Verdacht auf Non-Compliance, Über- oder Unterdosierungen sowie bei Nebenwirkungen als wertvoll erwiesen, die Serumspiegel zu kontrollieren. Gerade die Dosisfindung ist eine sehr schwierige Aufgabe, da man stets eine Gradwanderung zwischen Wirkung (Anfallsunterdrückung) und den dosisabhängigen Nebenwirkungen finden muss. Bei einer klassischen Monotherapie kann dies durch eine engmaschige Dosisanpassung erreicht werden, wobei bei persistierenden Anfällen die Dosis bis an die Nebenwirkungsgrenze erhöht wird.

Muss aber im Rahmen einer Kombinationstherapie mit pharmakokinetischen Wechselwirkungen gerechnet werden, wird empfohlen, die Therapie mit einem Drug Monitoring zu begleiten, da die Plasmahalbwertszeiten interindividuell stark schwanken können. Überdies korreliert die Halbwertszeit nicht immer mit der biologischen Wirksamkeit, da einige Wirkstoffe zu aktiven Metaboliten abgebaut werden.

Tab. 2: Pharmakokinetik wichtiger Antiepileptika

Wirkstoff	Proteinbindung	Dosierung pro Tag [mg]	mittlerer therapeutische Konzentration [µg/ml]	Halbwertszeit [h]	Eliminationsweg
Carbamazepin	75 %	2 x 150–800	4–10	16–24	Leber
Clobazam	90 %	1 x 5–80	1–15	10–30	Leber
Clonazepam	90 %	1 x 1–2	0,02–0,07	30–40	Leber
Ethosuximid	0 %	1 x 250–500	40–100	20–60	Leber und Niere
Felbamat	25 %	3 x 600–1200	20–80	2–6	Niere
Gabapentin	0 %	3 x 100–800	> 2	5–7	Niere
Lamotrigin	55 %	1 x 25–500	3–15*	12–25	Leber
Levetiracetam	0 %	2 x 500–1500		6–8	Niere
Oxcarbazepin	38 %	2 x 450–1200	10–20	8–10	Niere
Phenobarbital	54 %	1–3/kg KG	10–40	48–96	Leber
Phenytoin	~90 %	2 x 100–250	5–20	9–40	Leber
Primidon	30 %	750–1500	5–12	4–12	Leber
Tiagabin	96 %	3 x 5–15	0,2–0,3	2–5	Leber
Topiramat	15 %	2 x 50–500	2–5	ca. 20	Niere
Valproinsäure	92 %	2 x 300–1500	40–100	5–15	Leber
Vigabatrin	0 %	2000–4000	nicht relevant	57	Niere
Zonisamid	40–50 %	2 x 50–250	nicht relevant	60	Niere

* keine enge Korrelation zur Wirksamkeit

Antiepileptika und Schwangerschaft

Das Risiko einer teratogenen Schädigung ist bei Kindern von unbehandelten Epileptikerinnen höher als bei Kindern gesunder Frauen. Da andererseits auch Antiepileptika ein gewisses teratogenes Potenzial besitzen, ist es nicht verwunderlich, dass die Häufigkeit von Missbildungen bei Kindern von behandelten Epileptikerinnen höher ist als bei der Gesamtbevölkerung. Eine Nicht-Behandlung birgt für den Embryo allerdings ein höheres Risiko als die medikamentöse Behandlung der Epilepsie. Eine Schwangerschaft ist somit keine Indikation zum Abbruch einer Therapie mit Antiepileptika. Vielmehr ist darauf zu achten, dass Spurenelemente (z.B. 5 mg täglich Folsäure und 20 mg täglich Vitamin K unter der Therapie mit Carbamazepin, Phenobarbital, Phenytoin oder Valproat) substituiert werden, um eine Schädigung des Embryos zu vermeiden.

Tab. 3: Häufigkeit schwerer Fehlbildungen bei einer Monotherapie mit Antiepileptika

Substanz	**Rate großer kindlicher Fehlbildungen**
Carbamazepin	2,20 %
Lamotrigin	3,20 %
Oxcarbazepin	2,40 %
Phenobarbital	6,50 %
Phenytoin	3,70 %
Valproat	6,20 %

Vorwiegend spannungsabhängige Natriumkanäle blockierende Antiepileptika

Zu dieser Antiepileptika-Gruppe gehören, wie oben erwähnt,

- Carbamazepin sowie dessen Analoga Oxcarbazepin, Rufinamid und Eslicarbazepinacetat,
- Valproinsäure,
- Phenytoin,
- Lamotrigin,
- Lacosamid und
- Zonisamid.

Carbamazepin

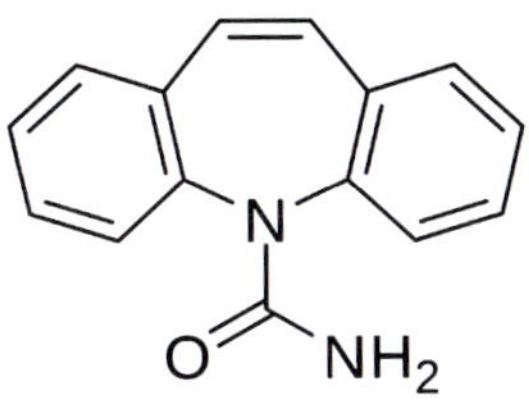

Eng verwandt mit Imipramin und anderen Antidepressiva ist Carbamazepin ebenfalls eine Substanz mit einem Trizyklus, die bei einer bipolaren Depression wirksam ist. Bei Markteinführung wurde Carbamazepin bei Trigeminusneuralgien eingesetzt.

Obwohl es beim Betrachten der zweidimensionalen Struktur nicht leicht zu erkennen ist, hat Carbamazepin große strukturelle Ähnlichkeiten zu Phenytoin. In dreidimensionalen Strukturanalysen konnte man aber zeigen, dass die Konformation der beiden Substanzen doch sehr ähnlich ist. Damit ist auch der ähnliche Wirkmechanismus zu erklären.

Carbamazepin (z.B. Tegretal®) bewirkt eine Blockade spannungsabhängiger Na^+-Kanäle und eine damit verbundene Stabilisierung präsynaptischer neuronaler Membranen (im Sinne einer frequenz- und spannungsabhängigen Blockade der Kanäle in inaktivem Zustand). Dadurch verhindert die Substanz die Freisetzung exzitatorischer Neurotransmitter, insbesondere von Glutamat, und normalisiert das bei der Epilepsie gestörte Gleichgewicht zwischen inhibitorischen und exzitatorischen Impulsen. Carbamazepin erhöht so die Krampfschwelle und senkt die Anfallshäufigkeit. Die Substanz wirkt antikonvulsiv, sedierend, antidepressiv und analgetisch bei neuropathischen Schmerzen.

Carbamazepin wird gut resorbiert (Bioverfügbarkeit 70–80 %). Die Plasmaeiweißbindung beträgt ca. 75 %, die Plasmahalbwertszeit initial 16–24 Stunden. Aufgrund einer Eigeninduktion des CYP3A4-Stoffwechsels wird Carbamazepin nach mehrfacher Applikation jedoch deutlich schneller eliminiert. Noch wirksamer ist sein Metabolit Carbamazepin-10,11-epoxid, wobei dessen klinische Relevanz nicht bekannt ist.

Carbamazepin ist ein Mittel der 1. Wahl bei einfachen und komplexen fokalen Anfällen. Sekundär-generalisierte Anfälle können besser als primär generalisierte behandelt werden. Für die Therapie von Absencen ist Carbamazepin nicht geeignet.

Als Nebenwirkungen kommen – besonders zu Beginn der Therapie – Müdigkeit, Appetitlosigkeit, Brechreiz, Übelkeit, Kopfschmerzen, Schwindel, Sehstörungen vor. Dadurch kann die Fähigkeit, schnell zu reagieren, beeinträchtigt werden, wodurch die Fahrtüchtigkeit beeinflusst wird.

Vor allem bei Langzeitbehandlung ist ein antidiuretischer Effekt von Carbamazepin zu beachten, der zu Nierenfunktionsstörungen und Veränderungen der Serum-Elektrolyte führen kann. Durch beschleunigten Metabolismus von 25-Hydroxy-Cholecalciferol kann es zudem zu einer Senkung des Serum-Calcium-Spiegels mit weiteren Effekten auf den Skelett-Stoffwechsel kommen.

Bei schweren Leberfunktionsstörungen sowie AV-Block ist Carbamazepin kontraindiziert. Als Enzyminduktor von CYP3A4 verringert es die Wirkung verschiedener oxidativ biotransformierter Stoffe, z.B. von Clonazepam, Ethosuximid, Tiagabin, Topiramat, hormonellen Kontrazeptiva, Glucocorticoiden, Primidon oder Phenytoin.

Außerdem kann die enzyminduzierende Wirkung von Carbamazepin zu einem Folsäuremangel bei Schwangeren führen und damit ein zusätzlicher Faktor für die Entstehung von Fehlbildungen sein. Deshalb ist Folsäure vor und während der Schwangerschaft zu substituieren. Zur Vermeidung von Blutgerinnungsstörungen wird auch die prophylaktische Gabe von Vitamin K in den letzten Wochen der Schwangerschaft an die Mutter bzw. nach der Geburt an das Neugeborene empfohlen.

Oxcarbazepin

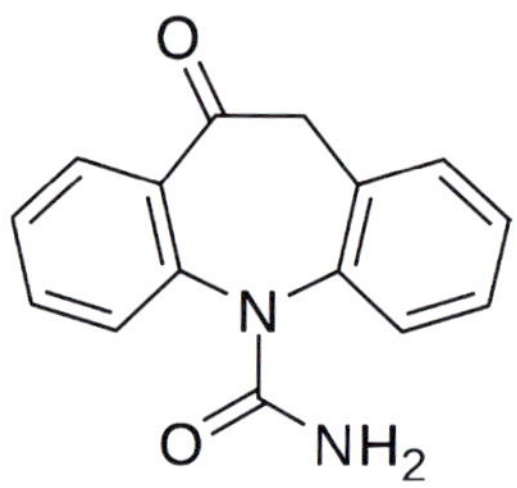

Oxcarbazepin (z.B. Trileptal®) ist das 10-Keto-Analoge von Carbamazepin. Diese geringfügige Veränderung der chemischen Struktur hat hauptsächlich metabolische Konsequenzen: Während Carbamazepin durch die leicht induzierbaren P450-Cytochrome epoxiert wird, entsteht der Hauptmetabolit von Oxcarbazepin, ein Alkoholderivat, durch Reduktion. Dieser Metabolit, Hydroxycarbamazepin, besitzt wie Oxcarbazepin antikonvulsive Eigenschaften. Da der Metabolit rund 10-mal höhere Plasmakonzentrationen als Oxcarbazepin erreicht, wird die antiepileptische Wirkung des Arzneistoffs hauptsächlich dem Metaboliten zugeschrieben. Obwohl der Wirkungsmechanismus von Oxcarbazepin dem von Carbamazepin entspricht, ist es besser als dieses verträglich und ersetzt es dementsprechend auch zunehmend in der Therapie.

Nach peroraler Gabe wird Oxcarbazepin vollständig resorbiert. Die Plasmahalbwertszeit der Muttersubstanz liegt bei 1–2,5 Stunden, die der Hydroxyverbindung bei 8–11 Stunden. Die Ausscheidung erfolgt vorwiegend renal.

Bei der Umstellung von Carbamazepin auf Oxcarbazepin sollte ein Faktor von 1,5 bei der Dosierung berücksichtigt werden. Bei der Umstellung von Carbamazepin auf Oxcarbazepin und einer gleichzeitigen Kombinationstherapie vor allem mit anderen Antikonvulsiva muss an die fehlende Induktion der Leberenzyme gedacht werden.

Die Indikationen, Nebenwirkungen und Kontraindikationen ähneln weitgehend denen von Carbamazepin, dagegen ist das Interaktionspotenzial von Oxcarbazepin weniger stark ausgeprägt als das von Carbamazepin. Bei 25 bis 30 Prozent der Patienten, die Überempfindlichkeitsreaktionen auf Carbamazepin gezeigt haben, muss mit einer Kreuzreaktion auch bei der Einnahme von Oxcarbazepin, beispielsweise in Form schwerer Hautreaktionen, gerechnet werden.

Oxcarbazepin und sein Hydroxy-Derivat hemmen CYP2C19 (dadurch Zunahme der Plasmaspiegel von Phenobarbital und Phenytoin) und induzieren die Cytochrome CYP3A4 und CYP3A5, wodurch z.B. die Plasmaspiegel von Felodipin und oralen Kontrazeptiva abnehmen.

Eslicarbazepinacetat

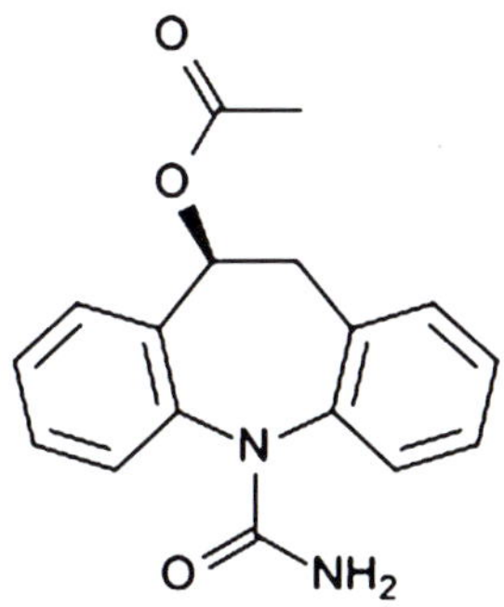

Eslicarbazepinacetat (Zebinix®) ist ebenfalls ein Antiepileptikum mit einer dem Carbamazepin vergleichbaren Struktur. Es ist als Zusatztherapie bei Erwachsenen mit partiellen epileptischen Anfällen mit oder ohne sekundärer Generalisierung zugelassen und kommt also ausschließlich in Kombination mit anderen Antikonvulsiva zum Einsatz.

Durch hydrolytische First-Pass-Metabolisierung wird es weitgehend zu Eslicarbazepin biotransformiert. Dabei handelt es sich um den linksdrehenden Enantiomer des aktiven Hauptmetaboliten von Oxcarbazepin. Dieser aktive Metabolit Eslicarbazepin stabilisiert den inaktiven Zustand von spannungsabhängigen Natriumkanälen. Deren Rückführung in den aktiven Zustand wird somit verhindert, wodurch wiederholte neuronale Entladungen und die Freisetzung von Neurotransmittern gehemmt werden.

Patienten nehmen die therapeutische Tagesdosis Eslicarbazepinacetat einmal täglich ein. Die Anfangsdosis beträgt 400 mg. Diese sollte innerhalb von ein bis zwei Wochen auf 800 mg erhöht werden. Je nach individuellem Ansprechen kann der Arzt die Dosis auch auf 1200 mg steigern. Die maximale Plasmakonzentration von Eslicarbazepin wird dann 2–3 Stunden nach Einnahme, die Steady-state-Plasmakonzentration 4–5 Tage nach Einnahme bei einmal täglicher Dosierung erreicht. Dies entspricht einer Halbwertszeit im Bereich von 20–24 Stunden. Eslicarbazepin wird unverändert sowie als Glucuronid hauptsächlich renal ausgeschieden. Wie bei anderen antiepileptischen Arzneimitteln wird auch bei Beendigung der Anwendung von Eslicarbazepinacetat eine schrittweise Verringerung der Dosis empfohlen, um ein mögliches Ansteigen der Anfallshäufigkeit zu minimieren.

Als häufige Nebenwirkungen können Schwindel, Schläfrigkeit, Kopfschmerzen, Müdigkeit, Aufmerksamkeitsstörung, Ataxie, Tremor, Doppeltsehen und Hautausschläge auftreten.

Eslicarbazepin ist ein schwacher Induktor von CYP3A4 und UDP-Glucuronyltransferasen. Es interagiert daher mit dem Metabolismus von Arzneistoffen, die vorwiegend durch Metabolisierung über CYP3A4 oder durch Glucuronidierung eliminiert werden.

Rufinamid

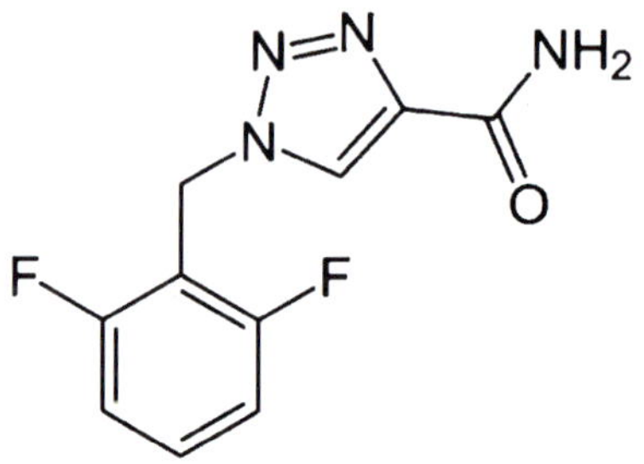

Rufinamid (Inovelon®), ein Carboxamid-Derivat wie Carbamazepin und Oxcarbazepin, beeinflusst die Aktivität von Na^{+}-Kanälen und verlängert deren inaktivierten Zustand. Die Bioverfügbarkeit von Rufinamid ist dosisabhängig, mit ansteigender Dosis nimmt diese ab. Maximale Plasmaspiegel werden etwa 6 Stunden nach der Einnahme erreicht. Die Biotransformation erfolgt hauptsächlich hydrolytisch, die durch Cytochrom P-450 vermittelte Metabolisierung ist sehr gering. Die Eliminationshalbwertszeit beträgt bei Patienten mit Epilepsie etwa 6–10 Stunden.

Rufinamid ist angezeigt als Zusatztherapeutikum zur Behandlung von Anfällen bei Lennox-Gastaut-Syndrom bei Patienten ab 4 Jahren.

Fälle eines Status epilepticus wurden unter der Therapie mit Rufinamid beobachtet. Um das Auftreten eventueller Entzugsanfälle zu reduzieren, muss es schrittweise abgesetzt werden. Weitere Nebenwirkung sind Schwindelgefühl, Schläfrigkeit, Ataxie und Gangstörungen, die zu einem gehäuften Auftreten von Stürzen führen können.

Rufinamid scheint keine klinisch relevanten Auswirkung auf die Steady-state-Konzentrationen von Carbamazepin, Lamotrigin, Phenobarbital, Topiramat oder Valproat zu haben. Es wird kaum über CYP450-Enzyme metabolisiert und hemmt nicht deren Aktivität.

Nach Einzeldosen erhöht Nahrung die Bioverfügbarkeit von Rufinamid um circa ein Drittel und die maximale Plasmakonzentration steigt um mehr als 50 %. Aufgrund dieser nahrungsmittelabhängigen Wirkung sollte Rufinamid vorzugsweise mit der Nahrung eingenommen werden.

Da bei gleichzeitiger Gabe von Rufinamid mit einem empfängnisverhütenden Hormonpräparat die verfügbare Menge des Östrogen-Anteils und des Gestagen-Anteils signifikant sinkt, wird für Frauen im gebärfähigen Alter, die orale Kontrazeptiva anwenden, eine zusätzliche Methode der Empfängnisverhütung empfohlen. Diese Wechselwirkung kommt möglicherweise durch die Enzyminduktion der CYP-3A4 zustande.

Rufinamid darf nicht angewendet werden bei einer Allergie gegen Triazole. Zum Beispiel sind die beiden Antimykotika Itraconazol und Fluconazol ebenso wie Rufinamid Triazol-Derivate.

Valproinsäure

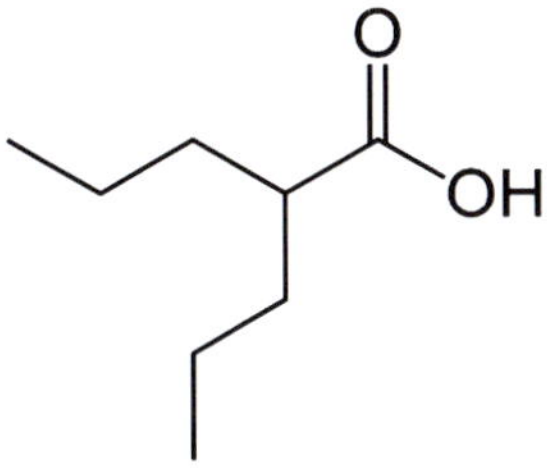

Die antikonvulsive Wirkung von Natriumvalproat, das genauso wie die freie Säure zum Einsatz kommt, wurde zufällig entdeckt, als man es als Lösungsvermittler bei der Suche nach krampflösenden Mitteln einsetzte. Es wurde bereits 1969 in Frankreich vermarktet und wurde 1973 in Deutschland eingeführt. Valproinsäure liegt im Körper bei einem pH von 7,4 vollkommen ionisiert vor, und daher geht man davon aus, dass die aktive Form des Wirkstoffes das Valproat-Ion darstellt, unabhängig davon, in welcher Form es appliziert wird.

Valproinsäure (z.B. Ergenyl®) blockiert nicht nur Na^+-Kanäle, sondern erhöht auch die synaptische GABA-Konzentration durch Aktivierung der GABA-Synthese und die Hemmung GABA-abbauender Enzyme, z.B. der GABA-Transaminase. Nach oraler Gabe wird Valproinsäure sehr gut aufgenommen und besitzt eine Bioverfügbarkeit über 80 %. Nahrung kann die Aufnahme verzögern und eine reduzierte Toxizität kann erzielt werden, indem es nach der Mahlzeit gegeben wird. Die Plasmahalbwertszeit beträgt 7–15 Stunden, die Plasmaproteinbindung ca. 90 %, die bei hohen Plasmakonzentrationen abfällt. Etwa 20 % werden in Form des Glucuronids ausgeschieden. Valproinsäure wird außerdem oxidativ biotransformiert.

Valproinsäure kann eingesetzt werden bei generalisierten Anfällen in Form von Grand mal und Absenzen sowie bei myoklonisch astatischem Petit mal und beim massiven bilateralen Myoklonus. Auch bei fokalen und sekundär generalisierten Anfällen ist Valproinsäure wirksam.

Als Nebenwirkungen werden zentralnervöse Störungen (Schläfrigkeit, Verwirrtheit, Unruhe, Halluzinationen u.a.), gastrointestinale Beschwerden, reversibler Haarausfall, Gewichtszunahme und Gerinnungsstörungen infolge Thrombozytopenie und Fibrinogenabfall beobachtet. Besonders bedeutsam sind die zwar seltenen, jedoch teilweise tödlich verlaufenden Leberfunktionsstörungen, die vor allem im Kleinkindesalter auftreten. Kontrollen der Thrombozytenanzahl und der Gerinnungsparameter sowie der Leberfunktion sind daher durchzuführen.

Bei Lebererkrankungen in der Anamnese, schweren Leber- und Pankreaserkrankungen, Blutgerinnungsstörungen sowie bei Porphyrie ist Valproinsäure kontraindiziert. Besondere Vorsicht ist erforderlich, wenn Valproinsäure mit Arzneimitteln kombiniert wird, welche die Bluttplättchenfunktion oder die Blutgerinnung beeinflussen.

Phenobarbital, Phenytoin, Primidon oder Carbamazepin steigern durch Enzyminduktion den Metabolismus von Valproinsäure und vermindern dadurch dessen

Wirkung. Umgekehrt erhöht Valproinsäure die Phenobarbital-Konzentration, indem es die Biotransformation hemmt. Dies kann sich in einer starken Sedierung äußern. Bei bestehender Therapie mit Phenytoin kann durch die zusätzliche Gabe von Valproinsäure die Menge des freien, nicht an Plasmaproteine gebundenen Phenytoins ansteigen. Somit sollte man die gleichzeitige Gabe von Phenytoin möglichst vermeiden, da sowohl Senkungen als auch Erhöhungen der Konzentration von Phenytoin mit erhöhter Anfallshäufigkeit bzw. Intoxikation beobachtet wurden.

Valproat verdrängt Diazepam aus der Plasmaproteinbindung und hemmt zusätzlich dessen Metabolismus. Valproinsäure blockiert ferner den Metabolismus von Lamotrigin, dessen Dosierung daher überprüft und bei Bedarf angepasst werden muss. Bei gleichzeitiger Einnahme von Valproinsäure mit Antikoagulanzien oder Acetylsalicylsäure kann es zu erhöhter Blutungsneigung kommen. Außerdem vermindert Acetylsalicylsäure die Bindung der Valproinsäure an Plasmaproteine.

Der beschriebene enzyminduzierende Effekt führt auch zu einem Absinken der Folsäure-Konzentration. Daher sollte eine frühzeitige Substitution von Folsäure mit 5 mg/Tag vor und während der Schwangerschaft durchgeführt werden, um das Risiko von Neuralrohrdefekten zu vermindern.

Phenytoin

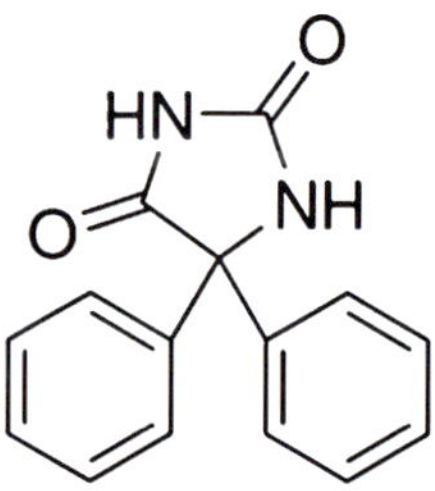

Phenytoin ist das älteste nichtsedierende Antiepileptikum und wurde 1938 eingeführt, nachdem die antikonvulsive Wirkung bei einer systemischen Untersuchung vieler verschiedener Wirkstoffe an einem Tiermodell entdeckt worden ist.

Phenytoin besitzt als Grundstruktur das Hydantoin, an dem zwei Phenyl-Einheiten substituiert sind.

Phenytoin (Phenhydan®) wirkt stark antikonvulsiv, aber im Gegensatz zu den mit ihm chemisch verwandten Barbituraten nur sehr schwach sedierend, z.T. sogar eher erregend.

Seine Biotransformation zeigt Sättigungscharakteristik, d.h. die Plasmahalbwertszeit nimmt mit steigender Dosis zu.

Phenytoin ist bei – fokal beginnenden – generalisierenden sowie generalisierten tonisch-klonischen Anfällen (Grand mal) sowie bei einfachen (z.B. Jackson-Anfällen) und komplexen fokalen Anfällen (z.B. Temporallappenanfällen) indiziert.

Dosisabhängige unerwünschte Wirkungen treten bei etwa einem Drittel der Patienten, meist bei Plasmakonzentrationen über 20 µg/ml auf. Diese nehmen mit steigernder Plasmakonzentration und bei Kombinationstherapie zu, sind in der Regel reversibel und zwingen selten zum Abbruch der Therapie.

Als Nebenwirkung tritt relativ häufig eine kosmetisch störende Zahnfleischwucherung (Gingivahyperplasie) auf. Bei 10 % der Patienten findet man ferner eine Hypertrichose. Weitere Nebenwirkungen sind allergische Hautreaktionen sowie Osteoporose und Osteomalazie. Bei Überdosierung kann es zu Gangataxie, Schwindel, Nystagmus und verwaschener Sprache sowie zu Erregungszuständen kommen.

Bei Leukopenien sowie AV-Block II. und III. Grades ist Phenytoin kontraindiziert.

Wechselwirkungen, die unter Phenytoin hauptsächlich auftreten, kommen durch die Beeinflussung der Proteinbindung oder des Metabolismus zustande. Da Phenytoin zu ca. 90 % an Plasmaproteine gebunden ist, können andere Wirkstoffe mit einer hohen Bindung zu Plasmaproteinen (z.B. Sulfonamide, Sulfonylharnstoffe, Acetylsalicylsäure, Phenylbutazon und Cumarine) Phenytoin aus der Bindung verdrängen.

Orale Antikoagulanzien, Cimetidin, Chloramphenicol, Isoniazid, Sultiam, Valproinsäure u.a. erhöhen durch Enzymhemmung und damit verminderten Abbau den Phenytoinspiegel. Die Toxizität von Methotrexat wird durch Phenytoin verstärkt.

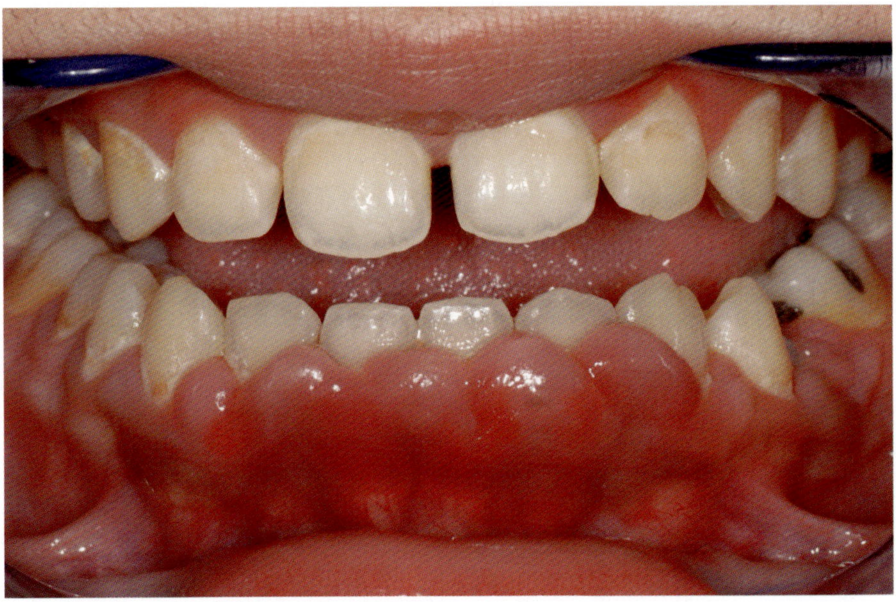

Abb. 2: Durch die Einnahme von Phenytoin kann bei bis zu 50 % der Patienten dosis- und altersunabhängig eine Gingivahyperplasie entstehen. © dentalpictures24

Lamotrigin

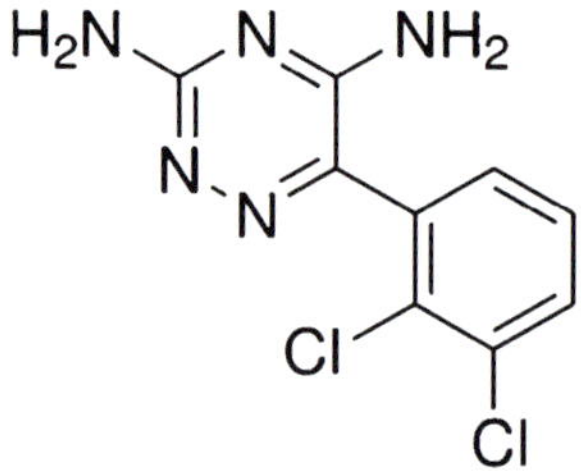

Da einige Antiepileptika auch Folsäure-Antagonisten darstellen, dachten einige Wissenschaftler an einen Zusammenhang und entwickelten auf dieser Basis Substanzen. Lamotrigin wurde mit dieser Idee entwickelt und ist seit 1993 als Antiepileptikum zugelassen.
Lamotrigin (z.B. Lamictal®) besitzt einen ähnlichen Wirkungsmechanismus wie Phenytoin und unterdrückt die ständigen schnellen Entladungen der Neuronen durch die Blockade spannungsabhängiger Na^+-Kanäle. Es ist sehr wahrscheinlich, dass auch spannungsabhängige Ca^{2+}-Kanäle gehemmt werden, wodurch die Wirkung bei primären generalisierten Anfällen inklusive Absenzen bei Kindern erklärt werden kann.

Seine Bioverfügbarkeit ist sehr hoch. Der Hauptmetabolit, ein N-Glucuronid, wird vorwiegend renal eliminiert. Die Plasmahalbwertszeit beträgt 24–35 Stunden.

Lamotrigin wird zur Mono- und Zusatztherapie bei fokalen Anfällen ohne und mit sekundärer Generalisierung, bei generalisierten Anfällen sowie bei Lennox-Gastaut-Syndrom eingesetzt.
Als Nebenwirkungen können Schwindel, Schläfrigkeit, Kopfschmerzen, gastrointestinale Beschwerden sowie Exantheme auftreten. Schwere bis lebensbedrohliche Hautreaktionen einschließlich Stevens-Johnson-Syndrom und toxischer epidermaler Nekrolyse treten besonders bei hoher Initialdosierung und begleitender Anwendung von Valproinsäure auf.

Lamotrigin darf nicht angewendet werden bei Kindern unter 4 Jahren, bei Patienten mit Leber- und Niereninsuffizienz sowie während der Schwangerschaft und Stillzeit. Vorsicht ist geboten bei älteren Patienten wegen höherer Plasmakonzentration, erniedrigter Clearance und Halbwertszeit.

Die gleichzeitige Gabe von Cytochrom P450 induzierenden Medikamenten wie z.B. Carbamazepin, Phenobarbital, Primidon, Phenytoin oder Paracetamol beschleunigt den Abbau von Lamotrigin, Valproinsäure hemmt ihn. Die Beeinträchtigung der Wirkung peroraler Kontrazeptiva kann nicht ausgeschlossen werden.

Lacosamid

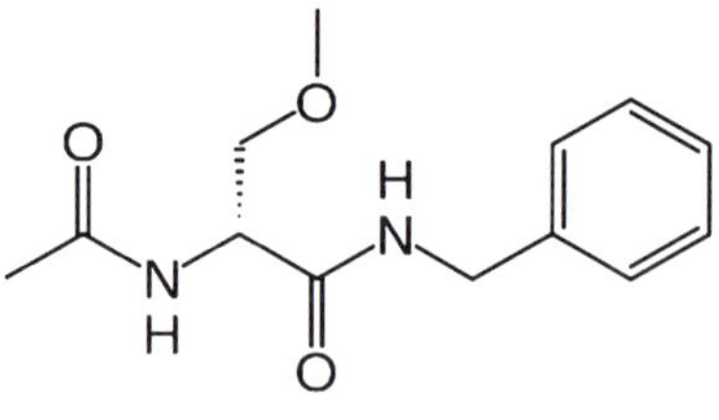

Lacosamid leitet sich von der Struktur der Aminosäure Serin ab und wurde sowohl in der Schmerztherapie als auch bei Epilepsie untersucht. Die Substanz erhielt 2008 ihre Zulassung für Zusatzbehandlung fokaler Anfälle mit oder ohne sekundäre Generalisierung bei Epilepsiepatienten ab 16 Jahren in Europa. Einen Zulassungsantrag für die Schmerzbehandlung bei diabetischer Polyneuropathie wurde aber abgelehnt.

Lacosamid (Vimpat®) verstärkt selektiv die langsame Inaktivierung der spannungsabhängigen Na^+-Kanäle und trägt dadurch zur Stabilisierung hypererregbarer Neurone bei.

Nach oraler Einnahme wird es rasch und vollständig resorbiert. Nahrungsaufnahme beeinflusst dies nicht und die orale Bioverfügbarkeit liegt damit bei fast 100 %. Die maximale Plasmakonzentration wird 0,5–4 Stunden nach Einnahme erreicht. Mit dem Urin ausgeschieden werden unverändertes Lacosamid und sein O- Desmethyl-Metabolit. Es gibt keine aktiven Metaboliten und die Plasmaproteinbindung ist nur minimal. Dadurch wird das Cytochrom P450 System nicht beeinflusst und mögliche Interaktionen sind vernachlässigbar. Die Plasmahalbwertszeit des unveränderten Wirkstoffs beträgt etwa 13 Stunden.

Häufige Nebenwirkungen bestehen in einer Verlängerung des PR-Intervalls, wodurch es gelegentlich zu einem AV-Block zweiten oder dritten Grades kommen kann.

Lacosamid ist daher mit Vorsicht bei Patienten anzuwenden, die mit das PR-Intervall verlängernden Arzneimitteln (z.B. Carbamazepin, Lamotrigin, Pregabalin) behandelt werden.

Zonisamid

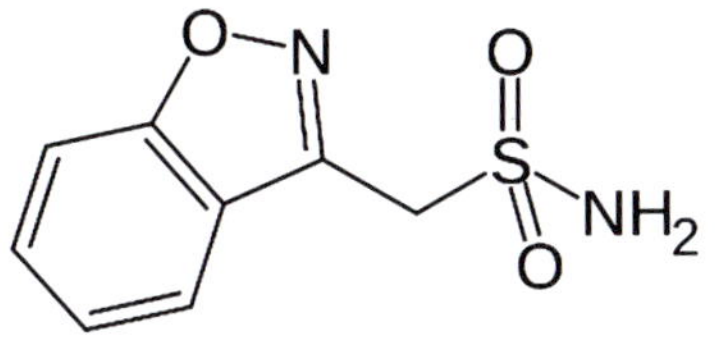

Zonisamid ist ein Benzisoxazol-Derivat (enthält eine Sulfonamid-Gruppe), das chemisch nicht mit anderen bekannten Antiepileptika verwandt ist. Es wurde in den 70er Jahren in Japan entwickelt und dort 1989 zugelassen. Die Zulassung in Europa erfolgte erst 2005, 16 Jahre nach der Erstzulassung in Japan.

Der Wirkungsmechanismus von Zonisamid (Zonegran®) ist nicht vollständig geklärt. Man geht davon aus, dass Zonisamid spannungsabhängige Na^+- und Ca^{2+}-Kanäle blockiert, was zur Stabilisierung von Nervenzellmembranen beiträgt; möglicherweise verstärkt es auch die Hemmwirkung von GABA. Ferner scheint Zonisamid als neuroprotektiver Radikalfänger zu fungieren und die synaptische Konzentration von Serotonin oder Dopamin zu erhöhen.

Nach oraler Einnahme von Zonisamid vergehen zwischen 2 und 5 Stunden, bis sich die maximale Plasmakonzentration vorfindet. Die biologische Verfügbarkeit erreicht nahezu 100 %. Zonisamid wird zu einem großen Teil in der Leber abgebaut, zu etwa 50 % über eine CYP3A4-vermittelte Reduktion und zu 20 % über eine N-Acetylierung. Metaboliten und die unveränderte Substanz werden hauptsächlich über die Nieren ausgeschieden. Die Halbwertszeit beträgt 60 Stunden. Bei Verschlechterung der Nierenfunktion nimmt die renale Zonisamid- zusammen mit der Kreatinin-Clearance ab. Zur Pharmakokinetik bei Leberinsuffizienz gibt es praktisch keine Daten.

Zonisamid ist zugelassen als Add-on-Medikament für die Behandlung fokaler epileptischer Anfälle mit und ohne sekundärer Generalisierung bei Erwachsenen.

Als sehr häufige Nebenwirkungen können Anorexie, Agitiertheit, Reizbarkeit, Verwirrungszustände, Depression, Ataxie, Schwindel, Gedächtnisbeeinträchtigung, Schläfrigkeit und Diplopie auftreten. Zonisamid erhöht das Risiko von Nierensteinen, möglicherweise als eine Folge einer Carboanhydrase-Hemmung. Vor allem bei Kindern ist vermindertes Schwitzen beschrieben, das unter Umständen auch in einen Hitzschlag münden kann.

CYP3A4-Induktoren, darunter Carbamazepin, Phenytoin oder Phenobarbital, verkürzen die Halbwertszeit von Zonisamid um bis zu 50 %. Dagegen haben CYP3A4-Hemmer keinen wesentlichen Einfluss auf dessen Elimination. Zonisamid selbst zeigt keine nennenswerten Effekte auf den Metabolismus von anderen Substanzen.

Vorwiegend die Wirkung von GABA verstärkende Antiepileptika

Zu dieser Antiepileptikagruppe zählen:
- Phenobarbital,
- Primidon,
- Benzodiazepine (Clobazam, Clonazepam, Diazepam, Lorazepam),
- Vigabatrin und
- Tiagabin.

Phenobarbital

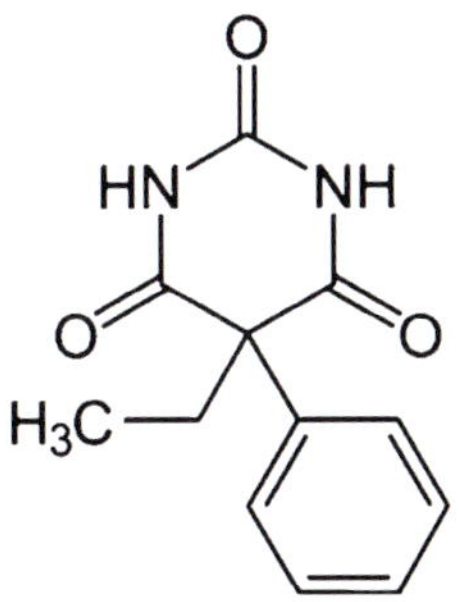

Abgesehen von Kaliumbromid ist Phenobarbital das älteste, heute noch eingesetzte Antiepileptikum. Obwohl es sehr lange als einer der sichersten Wirkstoffe bei Epilepsie eingestuft wurde, wendete man immer häufiger Substanzen mit einem geringeren sedativen Effekt an. Die vier Derivate der Barbitursäure (Phenobarbital, Mephobarbital, Metharbital und Primidon) können alle klinisch in der Epilepsiebehandlung eingesetzt werden. Das erste Barbiturat Barbital wurde 1902 von Emil Fischer und Joseph von Mering synthetisiert. Fischer synthetisierte bis 1904 etliche ähnliche Substanzen, darunter auch Phenobarbital. Bayer führte Phenobarbital 1912 unter dem Handelsnamen Luminal® als Schlafmittel ein. Alfred Hauptmann beschrieb noch im gleichen Jahr erstmals die antiepileptische Wirkung von Phenobarbital.

Phenobarbital wirkt durch Bindung am $GABA_A$-Rezeptor. Die Bindungsstelle für Barbiturate am $GABA_A$-Rezeptor unterscheidet sich von den Bindungsstellen für GABA selbst und auch von der für Benzodiazepine. Wie auch Benzodiazepine, verstärken Barbiturate die GABA-Wirkung am Rezeptor. Im Gegensatz zu Benzodiazepinen erhöhen sie jedoch nicht die Offenwahrscheinlichkeit des $GABA_A$-Rezeptors, sondern bewirken, dass der Kanal nach Bindung von GABA länger geöffnet bleibt. Barbiturate blockieren auch AMPA-Rezeptoren, eine Untergruppe der Glutamat-Rezeptoren.

Die Aufnahme in den Körper nach oraler oder intramuskulärer Gabe ist nahezu vollständig (Bioverfügbarkeit 80–100 %). Maximale Phenobarbital-Konzentrationen im Blut werden bei oraler Gabe nach 6–18 Stunden beobachtet. Die Plasmaproteinbindung beträgt 20–45 %, die Plasmahalbwertszeit 49–96 Stunden. Phenobarbital wird hauptsächlich in der Leber verstoffwechselt. Ein Intermediärstoffwechselweg führt über die Kopplung an Glucuronsäure und Ausscheidung über die Gallenflüssigkeit. 10–40 % werden unverändert über den Urin ausgeschieden.

Peroral kommt Phenobarbital hauptsächlich zur Vorbeugung gegen epileptische Anfälle zum Einsatz. Hauptindikation sind Grand-mal-Anfälle und juvenile myoklonische Anfälle (Impulsiv-Petit-Mal). Einfache fokale Anfälle sprechen besser auf eine Phenobarbital-Behandlung an als komplexe fokale Störungen. Phenobarbital wird außerdem bei therapieresistentem Status epilepticus parenteral eingesetzt.

Häufigster unerwünschter Effekt des Phenobarbital ist die Sedierung. Sie tritt in unterschiedlichem Grade bei allen Patienten während des Therapiebeginns auf. Während der Langzeitgabe kommt es meist zur Toleranzentwicklung. Sehr hohe Dosen führen zu Nystagmus, Konzentrationsmangel und Ataxie. Bei Kindern kommt es gelegentlich zu Reizbarkeit und Überaktivität, bei älteren Menschen zu Verwirrtheit. Reaktionsfähigkeit in Beruf und Verkehr können eingeschränkt werden. Außerdem besteht die Gefahr einer zerebellären Ataxie sowie selten schwerer Nebenwirkungen an der Haut (Stevens-Johnson-Syndrom).

Bei akuten Intoxikationen mit zentraldämpfenden Stoffen, schweren Leber-, Myokard- und Nierenstörungen, Porphyrie und Schockzuständen ist Phenobarbital kontraindiziert.

Als starker Enzyminduktor verringert es infolge beschleunigter Biotransformation u.a. die Wirkung von Carbamazepin, Lamotrigin, Phenytoin, Tiagabin und Valproinsäure, ferner von oralen Antikoagulanzien, Doxycyclin, Verapamil, Theophyllin und Steroiden.

Primidon

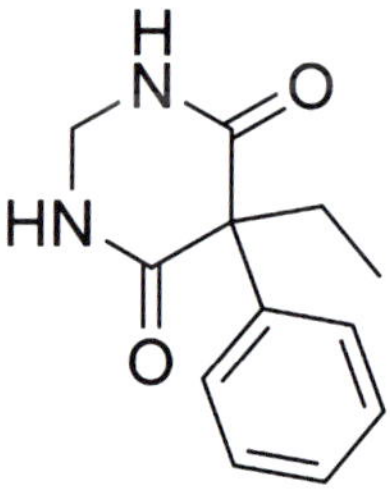

Primidon wurde in den frühen 1950ern in den Markt eingeführt, und später erkannte man, dass es sich um ein Art Prodrug handelt. Denn das Desoxybarbiturat Primidon (Mylepsinum®) wird im Organismus zu zwei aktiven Metaboliten, Phenylethylmalonamid und Phenobarbital, biotransformiert, wobei alle drei Substanzen eine antikonvulsive Wirkung besitzen.

Die Indikationen decken sich zum großen Teil mit denen des Phenobarbital. Primidon wird besonders bei generalisiert tonisch-klonischen oder fokalen Anfällen sowie bei Temporallappen-Epilepsie eingesetzt. Primidon ist zur Behandlung von Absenzen nicht geeignet.

Sehr häufige Nebenwirkungen sind Gleichgewichtsstörungen. Bei Therapiebeginn kommt es häufig zu Schwindel, Übelkeit, Erbrechen, Benommenheit, die nach einigen Tagen bei Dosiserhöhung verschwinden. Nur in seltenen Fällen bleiben diese Symptome bestehen und zwingen zum Absetzen. Auch Ataxie, Diplopie und Nystagmus kommen vor. Im Übrigen gleichen die Nebenwirkungen, Kontraindikationen und Interaktionen denen von Phenobarbital.

Benzodiazepine

Aus der Vielzahl der Wirkstoffe haben sich als Antikonvulsiva Diazepam (Valium®), Clonazepam (Rivotril®), Clobazam (Frisium®) und Loracepam (Tavor®), bewährt. Sie sind gegen Epilepsie sehr gut wirksame Medikamente, die aber nur über einen kurzen Zeitraum von ca. 3 Monaten als phasenweiser Ersatz (z.B. bei Allergie) gegeben werden sollen, da es sonst zu Gewöhnungseffekten kommt. Während die anfalls- und statusunterbrechende Wirkung der intravenösen und rektalen Applikation von Diazepam und Clonazepam unbestritten ist, ist die perorale Dauertherapie unzuverlässig bzw. zeitlich limitiert, da die Wirkstärke über die Zeit erheblich abnimmt.

Im Epilepsiemodell unterdrücken Benzodiazepine die Ausbreitung der Krampfaktivität, die von einem epileptogenen Herd in der Hirnrinde ausgeht, aber sie verhindern nicht die abnormen Entladungen des Herdes. In niedriger Dosierung unterdrücken Benzodiazepine die polysynaptische Aktivität im Rückenmark und vermindern die Neuronenaktivität im mesenzephalen retikulären System.

Diazepam

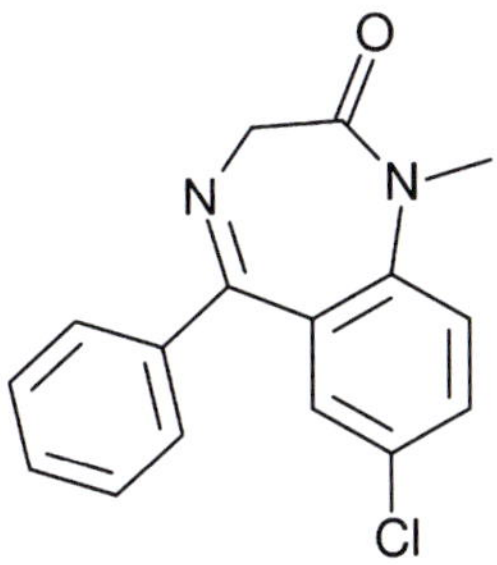

Diazepam wird sehr effektiv intravenös oder rektal als Notfalltherapeutikum zur Behandlung epileptischer Grand-mal-Anfälle eingesetzt.
Rektal appliziert wird Diazepam gut resorbiert, wirksame Plasmakonzentrationen werden jedoch erst nach 15–60 min erreicht. Durch rektale Instillation einer Lösung in Form eines Mikroklysmas werden wirksame Plasmakonzentrationen nach 2–4 min erreicht.

Clonazepam

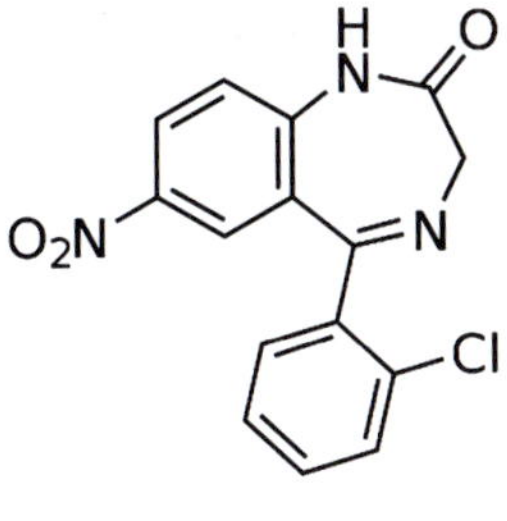

Clonazepam wird als Antikonvulsium der ersten Wahl bei Anfallsleiden im Kindesalter (Blitz-Nick-Salaam-Krämpfe, myoklonisch-astatische Anfälle) und zur Akutbehandlung des Status epilepticus eingesetzt. Es kann bei Säuglingen und Kleinkindern zu vermehrtem Speichelfluss oder zu einer Hypersekretion im Bronchialsystem führen. Eine Überwachung ist daher erforderlich (Gefahr der Verlegung der Atemwege).

Clobazam

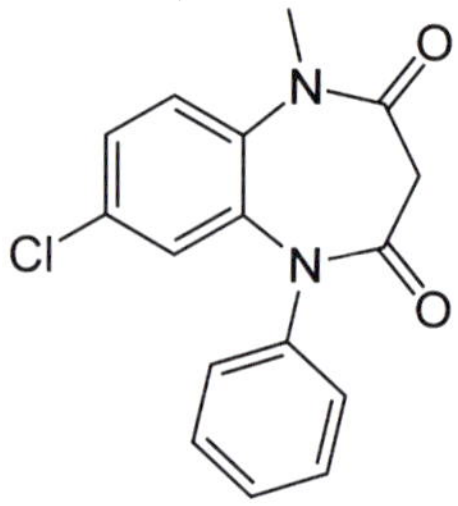

Der Wirkstoff Clobazam wird bei schwierig behandelbaren Epilepsien oft erfolgreich als Zusatztherapie eingesetzt; auch beim Lennox-Gastaut-Syndrom kann es eingesetzt werden.

Vigabatrin

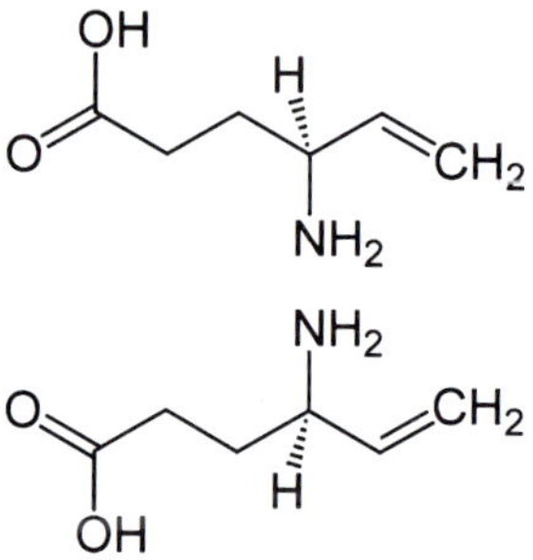

Vigabatrin (Sabril®) ist ein GABA-Derivat, das die für den GABA-Abbau erforderliche GABA-Transaminase durch kovalente Bindung seiner Vinylgruppe an deren aktives Zentrum irreversibel hemmt und damit die synaptische GABA-Konzentration erhöht. Da die Hemmung irreversibel ist, hält dieser Effekt auch nach Absetzen des Medikaments an, bis neue Enzyme zum Abbau der GABA von den Nervenzellen bereitgestellt werden. Pharmakologisch wirksamer Bestandteil der als Racemat im Handel befindlichen Substanz ist das S-(+)-Enantiomer.
Nach peroraler Gabe wird Vigabatrin zu etwa 96 % resorbiert, die Bioverfügbarkeit des S-Enantiomers beträgt 50 %, die Plasmahalbwertszeit 5–8 Stunden. Die Substanz bindet nicht an Plasmaproteine. Die Ausscheidung erfolgt vorwiegend unverändert über die Niere.

Wegen der ungünstigen Nebenwirkungen wird Vigabatrin als Mittel der ersten Wahl nur noch beim West-Syndrom bei solchen Kindern eingesetzt, bei denen dieses als symptomatische Epilepsie im Rahmen einer tuberösen Sklerose auftritt, weil es sich hier als besonders wirksam erwiesen hat. Ferner dient es als Zusatztherapeutikum bei einfachen und komplexen fokalen Anfällen von Erwachsenen mit und ohne sekundärer Generalisierung, bei denen alle anderen Arzneimittelkombinationen nicht ausreichend wirksam waren oder nicht vertragen wurden.

Als Nebenwirkungen werden Müdigkeit und Schläfrigkeit, seltener Kopfschmerzen, Schwindel, Agitiertheit, aggressives Verhalten und gastrointestinale Störungen beobachtet. In bis zu 40 % der behandelten Erwachsenen wurden beidseitige Gesichtsfeldausfälle beobachtet, die zwar nur in etwa 5 % symptomatisch waren, aber wahrscheinlich nicht rückgängig zu machen sind. Sie treten unabhängig von der Dosis, der Dauer der Therapie, dem Lebensalter, der Dauer der Epilepsie und der antiepileptischen Begleitmedikation auf. Zwar kommt es nur selten zu konzentrischen Gesichtsfelddefekten, dennoch hat diese Nebenwirkung dazu geführt, Vigabatrin nach anfänglich breiterer Anwendung nur noch in ausgesuchten, wohlabgewogenen Fällen einzusetzen.

Besonders vorsichtige Anwendung und strenge Überwachung ist bei Patienten mit eingeschränkter Nierenfunktion, anamnestisch bekannter Psychose, Hyperkinesien und Endokrinopathien erforderlich.

Tiagabin

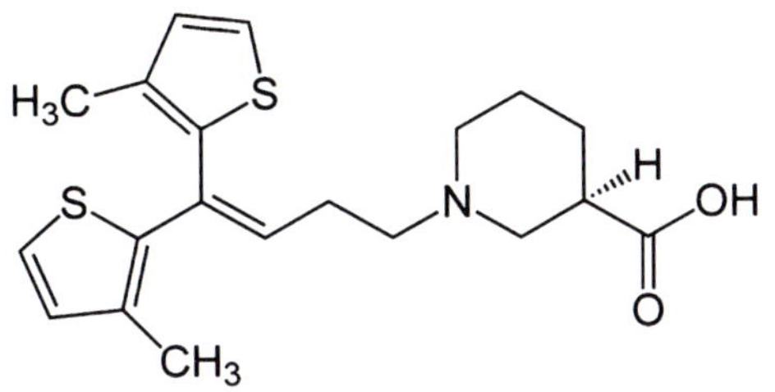

Chemisch handelt es sich um ein Derivat der Nipecotinsäure und wurde als Inhibitor des GABA Update auf dem Reisbrett entwickelt. Tiagabin (Gabitril®) hemmt spezifisch die Wiederaufnahme von GABA in Neuronen und Gliazellen, indem es an den GABA-Transporter (GAT1) bindet. Dadurch kommt es zum Anstieg der GABA-Konzentration im synaptischen Spalt.

Nach peroraler Gabe wird es rasch und nahezu vollständig aus dem Magen-Darm-Trakt mit einer absoluten Bioverfügbarkeit von 89 % resorbiert. Die Proteinbindung beträgt 96 %, die Plasmahalbwertszeit 7–9 Stunden. Tiagabin wird in der Leber fast vollständig über CYP3A und Glucuronidierung zu unwirksamen Metaboliten metabolisiert..

Tiagabin ist zur Zusatzbehandlung bei Patienten älter als 12 Jahre mit fokalen und sekundär generalisierten tonisch-klonischen Anfällen zugelassen, die mit anderen Antiepileptika nicht ausreichend behandelbar sind.

Als Nebenwirkungen können Schwindel, Somnolenz und Asthenie, ferner emotionale Labilität, Tremor, Diarrhö und kleinflächige Hautblutungen (Ekchymosen) auftreten. Bei chronischer Anwendung kann Tiagabin in Einzelfällen einen sogenannten nichtkonvulsiven Status epilepticus hervorrufen.

Bei schweren Leberfunktionsstörungen ist Tiagabin kontraindiziert. Durch enzyminduzierende Antiepileptika wie z.B. Carbamazepin, Phenobarbital oder Phenytoin wird die Biotransformation von Tiagabin beschleunigt.

Antiepileptika mit weiteren Wirkungsmechanismen

Gabapentin

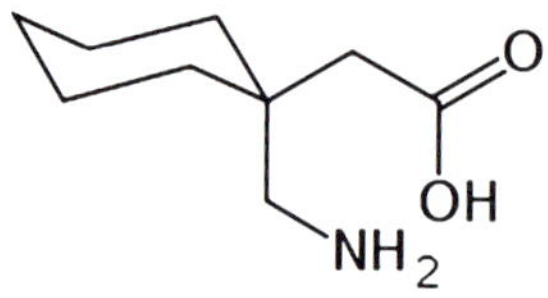

Gabapentin ist eine Aminosäure und stellt ein Analog zu GABA da. Es war eigentlich als Spasmolytikum geplant, aber man fand heraus, dass es sehr effektiv als Antikonvulsivum wirkt.
Obwohl Gabapentin (z.B. Neurontin®) zwar mit GABA strukturell verwandt ist, besitzt es keine direkten oder indirekten GABA-Wirkungen. Der Wirkmechanismus ist sehr komplex: Es erhöht den Plasmaspiegel von GABA, indem es die Glutamatdecarboxylase, das Enzym, das die GABA-Synthese katalysiert, aktiviert. Durch den Anstieg von GABA als primär erregungshemmendem Neurotransmitter wird die unkontrollierte Erregungsbildung von Nervenzellen unterdrückt. Außerdem kommt es bei Therapie mit Gabapentin zu einer Abnahme des exzitatorischen Transmitters Glutamat durch Stimulation der Glutamatdehydrogenase, einem Enzym, das den Glutamatabbau katalysiert. Auch die Entladungsfrequenz von natriumabhängigen Spannungskanälen sinkt unter Gabapentin-Gabe im Gegensatz zu Phenytoin, Carbamazepin und Valproinsäure. Des weiteren steigt unter Gabapentin-Therapie die Freisetzung von Serotonin, weshalb Kopfschmerzen, Somnolenz und ein erhöhtes Schlafbedürfnis auftreten können.

Nach peroraler Gabe wird Gabapentin dosisabhängig zu 30–60 % mittels Aminosäuretransporter rasch resorbiert. Es wird nicht biotransformiert und bindet auch nicht an Plasmaproteine. Die Eliminationshalbwertszeit liegt bei 5–7 Stunden. Die Ausscheidung erfolgt vorwiegend renal.

Gabapentin ist als Monotherapeutikum und zur Zusatztherapie bei einfachen und komplexen fokalen Anfällen ohne oder mit sekundärer Generalisierung zugelassen. Aufgrund mangelnder Effektivität ist es aber kein Antiepileptikum der 1. Wahl, sondern ein Reservemittel. Außer als Antiepileptikum wird Gabapentin vor allem zur Therapie neuropathischer Schmerzen eingesetzt.

Als Nebenwirkungen können zentralnervöse Störungen (z.B. Müdigkeit, Schwindel, Ataxie), ferner Übelkeit und Erbrechen, Gewichtszunahme, Ödeme und Verhaltensauffälligkeiten (z.B. Reizbarkeit), besonders bei mehrfach behinderten Kindern, auftreten. Bei klinischen Symptomen einer Pankreatitis muss das Medikament abgesetzt werden.

Eine Interaktion mit anderen Antiepileptika konnte nicht festgestellt werden. Cimetidin hemmt die renale Elimination. Alkohol und Drogen verstärken manche ZNS-Nebenwirkungen. Gleichzeitige Einnahme mit magnesium- oder aluminiumhaltigen Antazida verringern die Resorption von Gabapentin.

Pregabalin

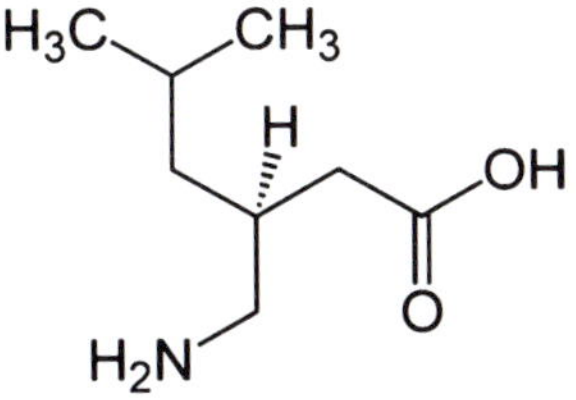

Wie Gabapentin ist auch Pregabalin (Lyrica®) ein Analog des hemmenden Botenstoffes GABA. Pregabalin soll die zentralnervöse Erregbarkeit durch Bindung an bestimmte Untereinheiten spannungsabhängiger Ca^{2+}-Kanäle mindern. Der genaue Wirkmechanismus ist unklar. Die maximale Plasmakonzentration wird nach etwa einer Stunde, ein Fließgleichgewicht nach 24 bis 48 Stunden erreicht. Pregabalin wird ohne nennenswerte Metabolisierung mit einer mittleren Halbwertszeit von 6,3 Stunden überwiegend renal ausgeschieden. Bei eingeschränkter Nierenfunktion muss die Dosis reduziert werden.

Pregabalin ist zugelassen bei Erwachsenen als Zusatztherapie bei Epilepsie zur Behandlung partieller Anfälle mit und ohne sekundärer Generalisierung.

Sehr häufige Nebenwirkungen sind Benommenheit und Schläfrigkeit. Häufig können gesteigerter Appetit, Euphorie, Verwirrung, verringerte Libido, Reizbarkeit, Ataxie, Aufmerksamkeitsstörungen, Koordinationsstörungen, Gedächtnisstörungen, Tremor, Sprechstörung, Parästhesie, verschwommenes Sehen, Schwindel, Mundtrockenheit, Verstopfung, Potenzstörungen, Müdigkeit, Ödeme und Gewichtszunahme auftreten. Gelegentlich wurde über Anorexie, psychische Störungen, Tachykardie, Hautrötung, Dyspnoe, Schwitzen, Dysurie und Engegefühl in der Brust berichtet.

Da Pregabalin beim Menschen praktisch nicht metabolisiert wird, wurden bei In-vivo-Studien keine klinisch relevanten pharmakokinetischen Wechselwirkungen zwischen Pregabalin und Phenytoin, Carbamazepin, Valproinsäure, Lamotrigin, Gabapentin, Lorazepam oder Ethanol beobachtet.

Topiramat

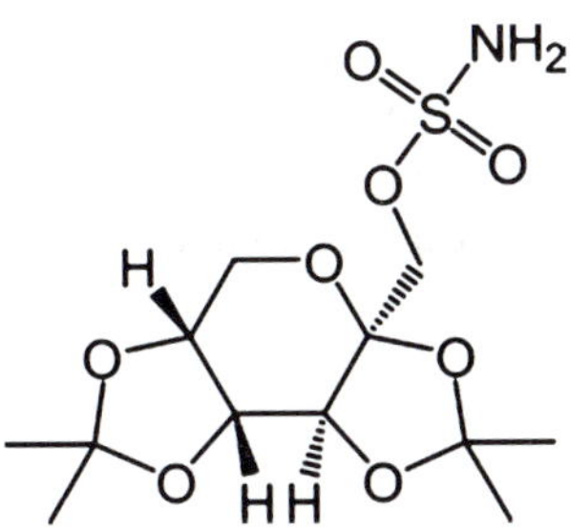

Topiramat ist ein substituiertes Monosaccharid und unterscheidet sich strukturell von allen anderen Antiepileptika.

Die anfallsunterdrückende Wirkung von Topiramat (Topamax®) funktioniert über eine Blockade der Glycin-Bindungsstelle am erregenden, glutamatergen AMPA-Rezeptor und einer Verstärkung der Bindung an GABA-Rezeptoren zu einem hemmenden Effekt. Außerdem inaktiviert Topiramat den spannungsabhängigen Na^{+}-Kanal, wodurch die Zellen gehindert werden, schnell aufeinanderfolgende Aktionspotenziale zu generieren. Des Weiteren wirkt es modulierend auf bestimmte spannungsabhängige Ca^{2+}-Kanäle und bewirkt eine schwache Hemmung gewisser Isoenzyme der Carboanhydrase.

Topiramat wird nach peroraler Gabe rasch und nahrungsunabhängig resorbiert (Bioverfügbarkeit ~80 %). Die Plasmahalbwertszeit beträgt 18–24 Stunden. Topiramat wird nur in geringem Umfang in der Leber metabolisiert und zu ca. 70 % unverändert über die Nieren ausgeschieden.

Topiramat kann genutzt werden zur Monotherapie bei Erwachsenen und Kindern ab 2 Jahren mit neu diagnostizierter Epilepsie oder zur Umstellung auf eine Monotherapie. Weiter ist es zugelassen zur Zusatztherapie bei Erwachsenen und Kindern ab 2 Jahren mit fokalen epileptischen Anfällen mit oder ohne sekundärer Generalisierung, bei primär generalisierten tonisch-klonischen Anfällen und bei epileptischen Anfällen beim Lennox-Gastaut-Syndrom, wenn sie bei Standardbehandlung, bestehend aus einem oder mehreren Antiepileptika, nicht anfallsfrei waren. Es ist bei generalisierten Anfällen gleich gut wirksam wie Valproat, jedoch schlechter verträglich.

Als Nebenwirkungen sind zentralnervöse Störungen (Müdigkeit, Schwindel, Ataxie, Asthenie, Euphorie, emotionale Labilität, Agitiertheit, kognitive Verlangsamung), ferner z.T. ausgeprägte Gewichtsabnahme und verstärkte Bildung von Nierensteinen (erhöhtes Risiko bei Komedikation mit Triamteren) beschrieben. Daher sollte auf ausreichende Flüssigkeitszufuhr geachtet werden. Eine Abnahme der Konzentration von Ethinylestradiol (nach Einnahme von peroralen Kontrazeptiva) im Blut wurde gefunden.

Da Phenytoin und Carbamazepin den Abbau von Topiramat beschleunigen, sollte bei gleichzeitiger Gabe eine Dosisanpassung erfolgen. Bei gleichzeitiger Therapie mit Phenytoin kommt es durch CYP2C-Hemmung gelegentlich zum Anstieg der Phenytoin-Konzentration.

Felbamat

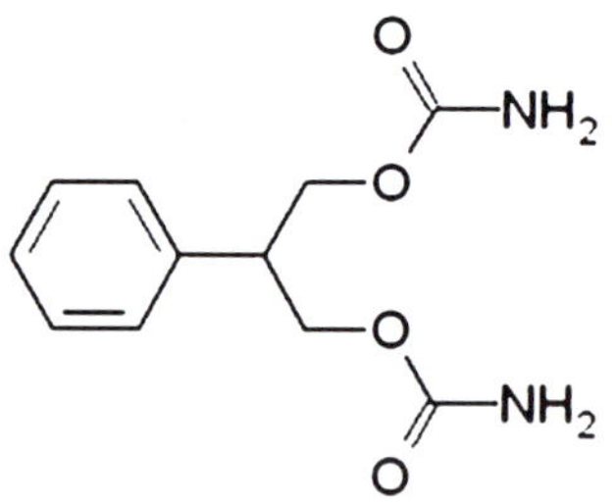

Felbamat (Taloxa®) greift vermutlich an der strychninsensitiven Glycinbindungsstelle des NMDA-Rezeptors an und verstärkt zusätzlich die GABAerge Erregungsübertragung. Felbamat scheint sowohl die Krampfschwelle zu erhöhen als auch die Ausbreitung epileptischer Aktivität zu hemmen.

Die Resorption erfolgt rasch und nahezu vollständig. In der Leber wird Felbamat teilweise zu unwirksamen Metaboliten hydrolysiert, hydroxyliert und konjugiert. Die Plasmahalbwertszeit liegt bei 15–23 Stunden. Die Ausscheidung erfolgt vorwiegend renal.

Felbamat ist nur zur »Add-on«-Therapie von Patienten mit refraktärem Lennox-Gastaut-Syndrom zugelassen, wenn keine alternative Behandlung zur Verfügung steht.

Während der Behandlung wurden vermehrt Bluterkrankungen, darunter aplastische Anämien (1:4000; 30 % letal) und schwere Leberfunktionsstörungen (30 % letal) beobachtet. Daher sind Blutbild- und Transaminasenkontrollen alle zwei Wochen erforderlich und vor Behandlungsbeginn müssen Patienten über dieses Risiko eingehend aufgeklärt werden. Außerdem kommen Müdigkeit, Schwindel, Ataxie, Kopfschmerzen und Schlafstörungen sowie Appetitlosigkeit vor.

Bei Patienten mit in der Anamnese bekannten Blut- oder Lebererkrankungen sowie bei Patienten mit Niereninsuffizienz und solchen über 65 Jahren ist Felbamat kontraindiziert.

Felbamat senkt den Plasmaspiegel von Carbamazepin, erhöht dagegen den von Carbamazepinepoxid, Phenytoin und Valproinsäure. Umgekehrt reduzieren Carbamazepin und Phenytoin die Felbamat-Plasmakonzentration.

Ethosuximid und Mesuximid

Succinimide wie Ethosuximid und Mesuximid wurden als Antikonvulsiva bei der systematischen Suche nach wenig toxischen Substanzen entwickelt, insbesondere um die zunächst verwendeten, relativ toxischen Oxazolidinone wie Trimethadion zu ersetzen. Während Letztere heute für die Therapie nicht mehr genutzt werden, haben sich die beiden Wirkstoffe Ethosuximid und Mesuximid noch halten können, wobei Ethosuximid das zweifellos besser verträgliche Produkt ist.

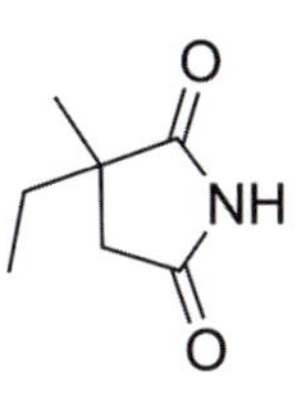

Ethosuximid

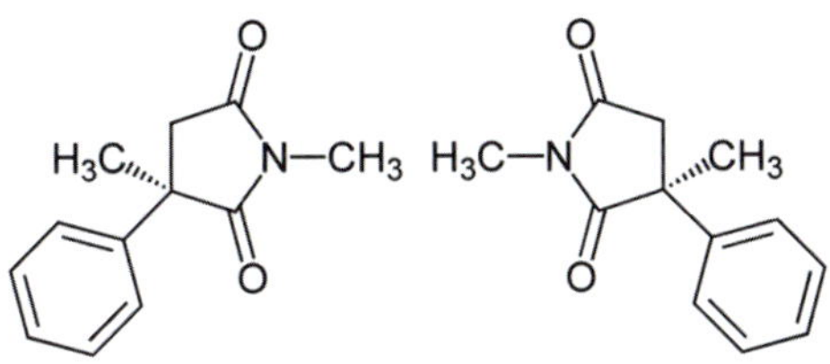

Mesuximid

Die beiden Succinimide Ethosuximid (Petnidan®) und Mesuximid (Petinutin®) wirken antiepileptisch durch Verringerung der spannungsabhängigen Calciumströme in den Nervenzellen des Thalamus durch Blockade von T-Typ Ca^{2+}-Kanälen. Eine nennenswerte Plasmaeiweißbindung findet nicht statt. Während Mesuximid zu dem für die Wirkung verantwortlichen N-Desmethyl-Derivat biotransformiert wird, entstehen aus Ethosuximid unwirksame Metabolite.

Ethosuximid (weniger Mesuximid) ist bei Epilepsien mit Absenzen wirksam und gilt bei diesen neben Valproinsäure als Mittel der Wahl. Hingegen besitzt es keine Wirkung bei Grand-mal-Symptomatik, in seltenen Fällen ist sogar deren Provokation möglich.

Als Nebenwirkungen treten häufig gastrointestinale Störungen mit Übelkeit, Erbrechen und Anorexie sowie Schwindel, Benommenheit, Euphorie, Kopfschmerzen, Singultus auf. Überdosierung führt zu einem hypnotischen Effekt, mitunter aber auch zu Reizbarkeit, Verstimmungs- und Erregungszuständen.

Mesuximid ist kontraindiziert bei hepatischer Porphyrie und bei vorbestehenden hämatologischen Erkrankungen. Valproinsäure erhöht, Carbamazepin erniedrigt die Plasmaspiegel von Succinimiden.

Levetiracetam

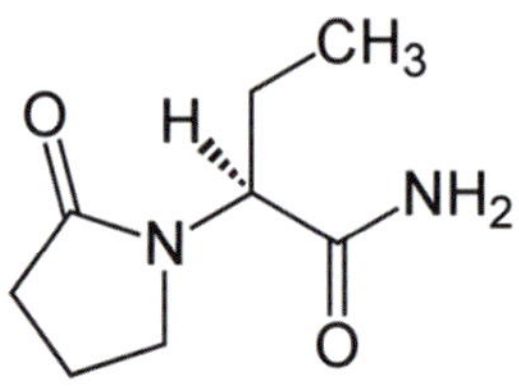

Levetiracetam ist ein Ethyl-Derivat des Nootropikums Piracetam und wurde im Jahr 1985 patentiert.

Levetiracetam (Keppra®) beeinflusst die intraneuronalen Ca^{2+}-Spiegel, indem der durch N-Typ-Kanäle vermittelte Ca^{2+}-Strom partiell gehemmt sowie die Freisetzung von Ca^{2+} aus intraneuronalen Speichern vermindert werden. Levetiracetam bindet an das synaptische Vesikelprotein 2A, von dem angenommen wird, dass es an der Vesikelfusion und der Exozytose von Neurotransmittern beteiligt ist.

Nach peroraler Gabe erfolgt rasche Resorption aus dem Magen-Darmtrakt mit einer absoluten Bioverfügbarkeit von nahezu 100 %. Beim Menschen findet nur geringe Metabolisierung statt und es bindet kaum an Plasmaproteine.

Levetiracetam ist zugelassen als Monotherapie bei fokalen Anfällen mit oder ohne sekundärer Generalisierung bei Patienten über 16 Jahre. Als Zusatzmedikation darf es bei fokalen Anfällen bei Kindern ab 4 Jahren gegeben werden. Als Zusatztherapie ist es auch für juvenile myoklonische Epilepsie (Janz-Syndrom) bei Kindern ab 12 Jahren und primär generalisierten tonisch-klonischen Anfällen im Rahmen einer idiopatisch generalisierten Therapie geeignet. Aufgrund der meist guten Verträglichkeit und der zumindest anfänglich guten Effektivität stellt es eine Alternative zu anderen Antiepileptika dar.

Die häufigsten Nebenwirkungen sind Somnolenz, Asthenie, Benommenheit, Ataxie und Tremor. Auch psychische Störungen wie Depression, Aggression, Wut, Angst und Psychosen treten häufig auf. Bisher sind keine Wechselwirkungen mit anderen Arzneimitteln bekannt und aufgrund der pharmakologischen und kinetischen Eigenschaften auch nicht wahrscheinlich.

Retigabin

Retigabin (Trobalt®) wirkt vorwiegend durch Öffnung der neuronalen K^+-Kanäle KCNQ2 und KCNQ3, die bei mehreren Epilepsieformen mutiert sind. Als Folge wird das Ruhemembranpotenzial stabilisiert, und es kommt zur Kontrolle der elektrischen

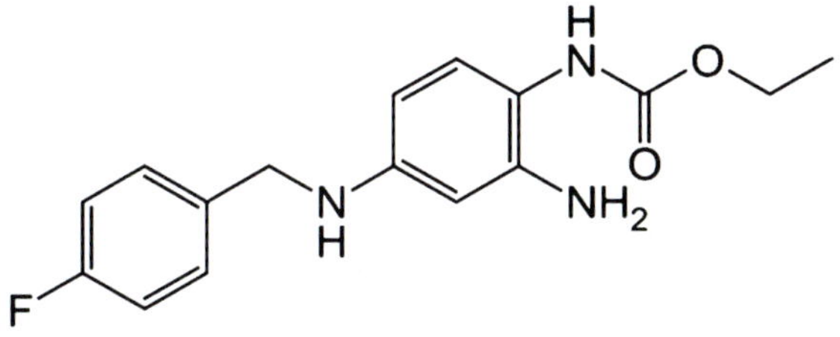

Erregbarkeit unterhalb der Erregungsschwelle. Dadurch wird die Auslösung von epileptiformen Aktionspotenzialentladungen verhindert.

Nach oraler Gabe wird Retigabin schnell resorbiert, die maximale Plasmakonzentration wird nach 0,5 bis 2 Stunden erreicht. Die orale Bioverfügbarkeit beträgt 60 %. Ein Teil der Retigabin-Dosis wird in inaktive N-Glucuronide umgewandelt. Retigabin wird darüber hinaus zu einem N-Acetyl-Metaboliten biotransformiert, der anschließend ebenfalls glucuronidiert wird. Dagegen gibt es keine Hinweise auf einen oxidativen Metabolismus von Retigabin durch Cytochrom-P-450-Enzyme in der Leber.

Angezeigt ist Retigabin als Zusatztherapie bei fokalen Krampfanfällen mit oder ohne sekundärer Generalisierung.

Häufige Nebenwirkungen sind Schwindel, Müdigkeit, Verwirrtheitszustände, Aphasie, Tremor, Koordinations-, Gleichgewichts-, Gedächtnis- und Gangstörungen sowie verschwommenes Sehen und Obstipation. Das Potenzial für Wechselwirkungen mit anderen Antiepileptika ist gering.

Sultiam

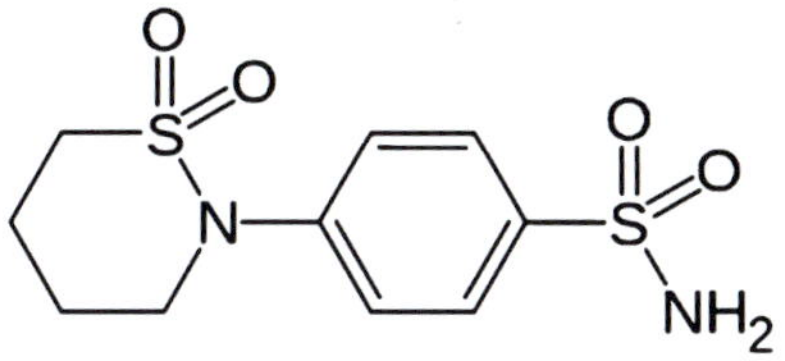

Sultiam ist eines der älteren Antikonvulsiva und wurde erst ab Ende der 1980er Jahre »wiederentdeckt«.

Sultiam (Ospolot®) ist ein etwa 10–20 mal schwächerer Carboanhydrasehemmer als Acetazolamid. Die Hemmung der Carboanhydrase bewirkt eine Gewebsübersäuerung, die wiederum die Erregbarkeit von Nervenzellen vermindern kann. Die antikonvulsiven Eigenschaften des Sultiam ähneln denen von Acetazolamid. Es wird jedoch nicht durch hepatische mikrosomale Enzyme inaktiviert.

Sultiam wird nach peroraler Gabe schnell und vollständig, bevorzugt aus dem oberen Dünndarmabschnitt, resorbiert. Maximale Plasmakonzentrationen treten nach 1–5 Stunden auf. Die Ausscheidung erfolgt zu 80 bis 90 % mit dem Urin, zu 10–20 % nach biliärer Sekretion mit den Fäzes.

Sultiam wird vorwiegend bei der Rolando-Epilepsie (gutartige Epilepsieform im Kindesalter mit großer Selbstheilungstendenz) eingesetzt, ebenfalls als Kombinationsbehandlung sonst therapierefraktärer benigner Partialepilepsien im Kindesalter. Sultiam ist ein Antiepileptikum der 3. Wahl und wird häufig mit anderen Antiepileptika kombiniert.

Als Nebenwirkungen werden Parästhesien, Kopfschmerzen, Schläfrigkeit sowie seltener anfallsartige Atemstörungen (Hyperpnoe) und Magen-Darm-Beschwerden beobachtet.

Sultiam darf nicht bei Überempfindlichkeit gegen Sulfonamide, Porphyrie, Hyperthyreose und arterieller Hypertonie angewendet werden. Bei einer Kombination von Sultiam mit Phenytoin oder Lamotrigin wird der Phenytoin- bzw. Lamotrigin-Abbau in der Leber gehemmt und dadurch der Phenytoin- bzw. Lamotrigin-Plasmaspiegel erhöht. Bei einer Kombination mit Primidon können die Nebenwirkungen von Sultiam zunehmen, insbesondere bei Kindern.

Leitlinien-konforme Pharmakotherapie der Epilepsie

Ziel der Behandlung bei Epilepsien ist die völlige Anfallsfreiheit mit möglichst wenigen oder ganz ohne unerwünschte Arzneimittelwirkungen. Nach dem ersten Anfall kann, nach mehreren Anfällen sollte eine Therapie der Epilepsie begonnen werden, da von einer chronischen Anfallsdisposition ausgegangen werden muss. »Das Unterlassen einer Therapie steigert das Gefährdungsrisiko. Ausnahme sind sehr seltene Anfälle (weniger als zwei pro Jahr) oder klinisch geringfügige, die Lebensqualität wenig belastende Anfälle bei einer über einen längeren Zeitraum berechenbar stabilen Gesamtsituation. Hier muss Nutzen und Risiko einer Therapie auch unter Compliance-Gesichtspunkten abgewogen werden«, so die Leitlinienempfehlung.

Alle Formen eines zerebralen Anfallsleidens haben eine gesteigerte Erregbarkeit zentraler Neuronen gemeinsam. Dies wird durch eine erniedrigte Krampfschwelle ausgelöst.

Die pharmakologischen Eingriffsmöglichkeiten sind vielfältig. Gerade in den letzten Jahren sind neue Antiepileptika mit neuen Wirkmechanismen auf den Markt gekommen. Für viele bislang in der Zusatz-Therapie eingesetzte Medikamente zeigte sich in Studien auch ihr Vorteil in der Monotherapie.

Weitere nicht medikamentöse Therapien wie operative Methoden bzw. Stimulationsverfahren (Vagusnerv-, tiefe Hirnstimulation) geben dem Arzt nun auch bei unzureichendem Ansprechen auf Medikamente (Pharmakoresistenz) weitere Optionen an die Hand. Patienten werden aufgrund ihrer erhöhten Neigung zu Anfällen bzw. aufgrund ihrer erniedrigten Krampfschwelle therapiert. Antiepileptika wirken lediglich als »Anfallsblocker« und sollen die Krampfbereitschaft senken. Daher muss jede Dauertherapie mit Antikonvulsiva vom Arzt genau geplant und kontrolliert und mögliche Interaktionen und Nebenwirkungen in die Auswahl mit einbezogen werden. Anhand eines empfohlenen Kriterienkatalogs kann dann individuell für jeden Patienten eine Therapieentscheidung erfolgen. Grundsätzlich sind bei der Auswahl der Arzneimittel in der medikamentösen Epilepsie-Therapie folgende Punkte von Bedeutung:

1. Wirksamkeit bezüglich des Epilepsietyps,
2. Interaktionen mit Begleitmedikationen: Statt Enzyminduktoren und Enzymhemmern sollten moderne Medikamente ohne Interaktionspotenzial vorgezogen werden,
3. Verträglichkeit: Nebenwirkungsrisiko sollte so gering wie möglich sein,
4. Sicherheit,
5. Pharmakokinetik,
6. spezifische Patientenbedürfnisse (Gesundheitsrisiken z.B. Osteoporose, Komedikation, Übergewicht etc.),
7. Preis.

Insgesamt stehen mehr als 20 Medikamente zur Anfallsbehandlung zur Verfügung (Anhang: Tabelle A1). Diese unterteilen sich Gruppen:

- Gruppe 1: zurzeit häufig eingesetzte Antikonvulsiva
- Gruppe 2: Antikonvulsiva, die in Kombination (Zusatz-Therapie) oder nur selten eingesetzt werden bzw. speziellen Indikationen vorbehalten sind
- Gruppe 3: Benzodiazepine (Clobazam, Clonazepam, Lorazepam)

Allgemein werden in der Therapie im Wesentlichen die Antiepileptika in der Mono- und Kombinationstherapie eingesetzt, mit denen am ehesten Anfallsfreiheit bei verbesserter Verträglichkeit erwartet werden kann.

Monotherapie

Bei fokalen Epilepsien haben alle Medikamente der Gruppe 1 – mit Ausnahme von Gabapentin – eine vergleichbare Wirksamkeit auf die Anfallskontrolle. Hier stechen Lamotrigin und Levetiracetam hervor, bei denen Wirkungsgleichheit zu Carbamazepin nachgewiesen wurde. Beide bergen nicht die Gefahr, bei idiopathisch generalisierten Epilepsien Anfälle zu provozieren. Insbesondere Levetiracetam weist gegenüber den klassischen Antikonvulsiva erhebliche Vorteile in der Praxis auf, da die Substanz nicht metabolisiert wird, keine langwierige Aufdosierung notwendig ist und keine störenden Interaktionen auftreten. Bei generalisierten oder unklassifizierbaren Epilepsien kann hinsichtlich des Wirksamkeits- und Nebenwirkungsprofils eine Überlegenheit der Valproinsäure gegenüber Topiramat und Lamotrigin festgestellt werden. Valproinsäure sollte aufgrund seiner besseren Verträglichkeit demnach weiterhin als Erstmedikation bei idiopathischen Epilepsien eingesetzt werden. Dabei müssen individuelle Aspekte, wie Schwangerschaft berücksichtigt werden.

Der Aspekt der Interaktionen kann bei Studien zur Wirksamkeit und Sicherheit von Antiepileptika natürlich nur unzureichend berücksichtigt werden. Daher wählt man bei gleicher Wirksamkeit der in Gruppe 1 genannten Antiepileptika nach folgenden Gesichtspunkten aus:
- Vorliegen eine Zulassung zur Ersttherapie
- Bedürfnisse des Patienten: Nebenwirkungsprofil und Beeinflussung von Komorbiditäten unter Langzeittherapie

Kombitherapie

Im klinischen Alltag versucht man, Erfahrungen mit einigen wenigen Antiepileptika zunächst in der Monotherapie zu sammeln, um erst bei Nichtansprechen (50 % der erwachsenen Patienten) schrittweise die Behandlung um einzelne Substanzen zu erweitern (Zusatz-Therapie). Wichtig dabei ist es, die Wirksamkeit der Substanzen in der Monotherapie maximal auszunutzen, bevor eine Therapieumstellung erfolgt. Man empfiehlt für die Erweiterung die sogenannte »1½-Therapie«, d.h. spätestens bei Nebenwirkungen einer Kombinationstherapie sollte nicht die Dosis des hinzugegebenen, sondern die des bereits vorhandenen Medikaments um bis zu 50 % herabdosiert werden. Aus Gründen der besseren Verträglichkeit haben sich Kombinationen bewährt, die unterschiedlich eliminiert werden (hepatisch: Carbamazepin, Oxcarbazepin, Lamotrigin, Topiramat und Valproat; renal: Gabapentin, Pregabalin und Levetiracetam). Die Umsetzung auf ein zweites Medikament hat bei nicht ausreichender Wirkung der Ersttherapie eine Erfolgschance von etwa 10–15 %. Daher sollte eine Zweifach- oder gar eine Polytherapie allgemein nur dann angewendet werden, wenn sich dieses Vorgehen hinsichtlich der Prognose auf Anfallsfreiheit anbietet.

Besondere Patientengruppen

Für besondere Behandlungssituationen (ältere Patienten, Frauen mit Kinderwunsch, Patienten mit Komorbiditäten) sind manche Antiepileptika besser geeignet als andere. Daher sind individuelle Belange des Patienten bei der Therapieplanung vorrangig zu berücksichtigen.

Ältere Patienten

Jenseits des 60. Lebensjahres beginnen ein Drittel aller Neuerkrankungen an Epilepsie. Gerade in dieser Altersgruppe kann die Behandlung mit Antiepileptika durch eine veränderte Pharmakokinetik und Pharmakodynamik besonders nebenwirkungsreich sein. Die Priscus-Liste (Liste von Arzneimitteln, die für ältere Patienten potenziell ungeeignet sind) kann hierfür eine wichtige Hilfestellung bieten. Zudem ist die Ausgangskonstitution des Patienten zu berücksichtigen. Bei dementen Patienten kann sich zudem ein Problem hinsichtlich einer zusätzlichen Verlangsamung und Vergesslichkeit durch die Einnahme von Antikonvulsiva ergeben.
Generell lassen sich einige Empfehlungen aussprechen:

- Im Vergleich zu Lamotrigin und Gabapentin wird retardiertes Carbamazepin schlechter vertragen.
- Neben Gabapentin und Lamotrigin ist Levetiracetam aus pharmakologischer Sicht eine weitere sinnvolle und gut verträgliche Substanz.
- Kleine Studien zeigen auch den unbedenklichen Einsatz für Valproinsäure. Grundsätzlich sollte man in dieser Altersgruppe mit einer niedrigen ersten Dosis starten und langsam nach oben titrieren (»low and slow«).
- Phenobarbital gilt als potenziell inadäquate Medikation für ältere Menschen, da paradoxe Erregungszustände gerade bei älteren Menschen beobachtet wurden. Zudem verlängert sich die Halbwertszeit. Es wird empfohlen, auf besser verträgliche Substanzen umzustellen, die über Jahre eine Substanz gut vertragen haben. Dies muss allerdings gut abgewogen werden, da es häufig zu erneuten Anfällen kommt.
- Kann nicht auf Phenobarbital verzichtet werden, ist eine intensive Beobachtung des Patienten erforderlich, insbesondere bei Nieren- und Leberinsuffizienz, Demenz, erhöhter Sturzneigung und Suchtmittelabhängigkeit. Verträglichere Alternativen sind Lamotrigin, Valproat, Levetiracetam und Gabapentin.

- Als problematisch wird Oxcarbazepin wegen der zusätzlichen Gefahr einer Hyponatriämie gesehen, da bei älteren Patienten häufiger Diuretika mit eingesetzt werden.

Patientinnen mit Kinderwunsch

Neben der genetischen Komponente, die gegebenenfalls im Rahmen einer Beratung geklärt werden muss, hadern werdende Eltern vor allem mit der Risikoabschätzung zwischen den negativen Folgen einer antikonvulsiven Medikation auf das ungeborene Kind und den Auswirkungen, die ein erneuter Anfall nach Dosisreduktion des Antikonvulsivums haben könnte. Drei Punkte sollten man daher besonders berücksichtigen:

- Teratogene Effekte entstehen nur bis zur 12. Schwangerschaftswoche.
- Eine moderate Monotherapie stellt kein wesentlich erhöhtes Missbildungsrisiko für das Kind dar. Eine spezielle Beratung ist erforderlich bei Valproinsäure (Dosisabhängigkeit, Hinweise auf IQ-Minderung). Da die Substanz bei vielen idiopathisch generalisierten Epilepsien unverzichtbar ist, gilt für Valproinsäure eine Niedrig-Dosis-Empfehlung (weniger als 1000 mg Tagesdosis, möglichst immer in retardierter Form). Die gleichzeitige Gabe von Folsäure (5 mg pro Tag) ist empfehlenswert.
- Durch Veränderungen der Eiweißbindung und durch die Antiepileptika-bedingte Enzyminduktion können die Medikamentenspiegel in der Schwangerschaft abfallen. Patientinnen, die in den letzten neun Monaten vor der Schwangerschaft anfallsfrei waren, haben nur ein geringes Risiko, in der Schwangerschaft Anfälle zu bekommen.

Basis der aktuellen Studienlage ist das britische Schwangerschaftsregister. Man muss berücksichtigen, dass für die meisten neueren Substanzen keine ausreichenden Zahlen für eine endgültige Beurteilung vorliegen. Eine aktuelle dänische Studie mit 1532 Kindern, die in utero Lamotrigin, Oxcarbazepin, Topiramat, Gabapentin oder Levetiracetam exponiert waren, zeigte kein gesteigertes Risiko von schwerwiegenden Geburtsdefekten, wobei die Fallzahlen vor allem bei Gabapentin und Levetiracetam sehr gering waren.

Trotz dieser dänischen Studienergebnisse hat das BfArM im Juni 2012 aufgrund aktueller Daten aus dem UK-Schwangerschaftsregister und dem Nordamerikanischen Schwangerschaftsregister im Zusammenhang mit Topiramat ein Stufenplanverfahren eingeleitet. Die Daten weisen darauf hin, dass bei einer Monotherapie mit Topiramat im ersten Drittel der Schwangerschaft ein ungefähr dreifach erhöhtes Risiko für Fehlbildungen besteht. Ebenso empfiehlt man nach Möglichkeit, Zweier- und Mehrfachtherapien insbesondere von Valproinsäure und Lamotrigin zu vermeiden.

Empfehlung bei antidepressiv zu behandelnden Epilepsiepatienten

Depression und Angsterkrankungen sind häufige Komorbiditäten bei Epilepsiepatienten. Erst kürzlich wurde in der Arzneimittelinformation vieler Antidepressiva auf eine erhöhte Neigung zu Anfällen hingewiesen. Dies würde viele Therapeuten von einer Verordnung abhalten. Diese Bedenken hält die AWMF Leitlinienkommission jedoch für unbegründet, da Anfälle lediglich bei antiepileptisch unbehandelten Patienten beobachtet wurden und hinsichtlich der Anfallssituation und Interaktionen daher nichts gegen den Einsatz moderner Antidepressiva bei antiepileptisch behandelten Epilepsiepatienten spräche.

Therapie des Status epilepticus

Der stets lebensbedrohende Grand-mal-Status epilepticus erfordert eine sofortige intravenöse Therapie mit 1–2 mg Clonazepam oder 10 mg Diazepam als Bolus. Kommt es zu einer starken Atemdepression, muss beatmet werden. Bei fehlendem Erfolg der Bolusgabe eines der genannten Benzodiazepine wird Phenytoin als Bolus und anschließende Dauerinfusion unter EKG-Überwachung verabreicht. Ist die Wirkung unzureichend, kann zusätzlich Clonazepam, alternativ Midazolam oder Valproat als i.v. Dauerinfusion gegeben werden.

Beim Absenzen-Status ist ebenfalls Clonazepam Mittel der 1. Wahl, alternativ wird Valproinsäure (i.v.) eingesetzt. Beim Status fokaler und komplex-fokaler Anfälle wird wie beim Grand-mal-Status epilepticus verfahren.

Präparatewechsel – Einsatz generischer Antiepileptika

Einsparungen im Gesundheitswesen (AMNOG – Arzneimittelmarktneuordnungsgesetz) erzwingen zunehmend den Austausch des Originalpräparates gegen ein entsprechendes Generikum. Die Leitlinienkommission äußert sich hierzu wie folgt: »Eine Ersteinstellung auf generische Präparate ist prinzipiell möglich, ein Wechsel sollte vor allem bei anfallsfreien Patienten vermieden werden. Ein Umsteigen vom Originalpräparat kann diskutiert werden. Hier ist über eine Medikamentenanamnese in Betracht zu ziehen, wie schwierig oder leicht es war, den Patienten einzustellen. Keinesfalls dürfen aus Kostengründen die Anfallsfreiheit und die wiedergewonnenen sozialen Vorteile eines Patienten gefährdet werden, was z.B. mit einem Verlust der Fahrtauglichkeit einhergehen würde. Hier bestehen u.U. auch Haftungsansprüche gegenüber dem Arzt oder dem Apotheker. Zudem ist der Arzt verpflichtet, den Patienten über das Risiko jedes Medikamentenwechsels aufzuklären; das schließt den Wechsel vom Original zum Generikum (und umgekehrt) ein.«

Zusammengefasst kann man sagen: Ein permanenter Wechsel zwischen verschiedenen Generika sollte wegen der variablen Bioverfügbarkeit und des damit verbundenen Rezidivrisikos bei anfallsfreien Patienten vermieden werden und nur unter sorgfältiger Risikoabwägung und Aufklärung erfolgen. Die Neu- und anschließende Dauereinstellung auf ein bestimmtes Generikum ist dagegen unproblematisch.

Beratungstipps für die Apotheke

Psychosoziale Folgen einer Epilepsie beeinträchtigen die Lebensqualität der Patienten oft genauso wie die Anfälle selbst. Für das Apothekenpersonal besteht hier die Möglichkeit, gezielt aufzuklären. Gerade bei Fragen zu der Therapie (Interaktionen, Anfallsvermeidung), dem Verhalten bei epileptischen Anfällen und weiteren sozialmedizinischen Aspekten kann man Patienten und deren Angehörigen eine breite Hilfestellung anbieten.

Als Beispiele sind hier wichtige Beratungspunkte aufgelistet:
- Zu Beginn der Therapie auftretende leichtere Nebenwirkungen gehen nach guter Einstellung der Therapie zurück.
- Da Schwindel und Schläfrigkeit aber die geistige und körperliche Leistungsfähigkeit beeinträchtigen können, ist insbesondere auf Einschränkungen beim Autofahren und Arbeiten an Maschinen hinzuweisen.
- Der Patient ist vom Apotheker bei fortdauernden oder zunehmenden Nebenwirkungen sowie bei nicht ausreichender Anfallskontrolle darüber zu informieren, dass eine Umstellung der Medikation mit dem (Fach-)Arzt besprochen werden sollte. Denn nicht alle Medikamente gegen Epilepsie werden von allen Patienten gleich gut vertragen.
- Keinesfalls darf die Therapie eigenmächtig geändert oder abgesetzt werden, weil dies Anfälle induzieren kann.
- Die Notwendigkeit zusätzlicher Verhütungsmaßnahmen bei gleichzeitiger Einnahme der »Pille« muss der Apotheker bei vielen Medikamenten im Beratungsgespräch erwähnen.
- Der Hinweis auf Vermeidung von Alkohol ergibt sich zum einen wegen zusätzlicher müde machender Effekte, zum anderen wegen der Vermeidung von Alkohol als Auslöser von Krampfanfällen.

Anhang

Tab. A1: Alte und neue Antiepileptika

Zulassungsjahr der einzelnen Antiepileptika in chronologischer Reihenfolge. Die nach 1990 zugelassenen Antiepileptika werden zu den neuen Antiepileptika gezählt. Das Zulassungsjahr der neuen Antiepileptika bezieht sich auf die Zulassung in Deutschland.

Antiepileptikum	Zulassungsjahr	First-Line Gruppe
Bromid	1857	-
Phenobarbital	1912	1
Phenytoin	1938	1
Ethosuximid	1951	2
Primidon	1952	2
Mesuximid	1957	2
Sultiam	1960	2
Carbamazepin	1962	1
Valproat	1963	1
Vigabatrin	1992	2
Lamotrigin	1993	1
Gabapentin	1995	1
Felbamat	1995	1
Tiagabin	1997	2
Topiramat	1998	1
Levetiracetam	2000	1
Oxcarbazepin	2000	1
Pregabalin	2004	1
Zonisamid	2005	1
Rufinamid	2007	2
Lacosamid	2008	2

Tab. A2: Kriterien der gesicherten Pharmakoresistenz für die jeweiligen Antiepileptika

Antiepileptikum	Kriterium der gesicherten Pharmakoresistenz
Carbamazepin	Intolerable Nebenwirkungen
Valproinsäure	maximaler Spiegel 100 mg/l
Lamotrigin	maximale Dosis 600 mg/Tag
Topiramat	maximale Dosis 500 mg/Tag
Oxcarbazepin	Intolerable Nebenwirkungen
Levetiracetam	maximale Dosis 3000 mg/Tag
Phenobarbital	Intolerable Nebenwirkungen
Phenytoin	maximaler Spiegel 15 mg/l
Gabapentin	Intolerable Nebenwirkungen
Primidon	Intolerable Nebenwirkungen
Pregabalin	maximale Dosis 600 mg/Tag
Zonisamid	maximale Dosis 600 mg/Tag
Lacosamid	maximale Dosis 600 mg/Tag

Literatur

Bareggi SR et al., Int Clin Psychopharmacol 1994; 9: 9–16

Basic & Clinical Pharmacology 12ed, Katzung Masters Trevor, McGraw 2012

Baumgartner C et al., Der Facharzt 2011; 2: 10–14

Baysun S et al. A comparison of buccal midazolam and rectal diazepam for the acute treatment of seizures. Clinical Pediatrics 44 (2005) 771–776

Berg AT et al. Revidierte Terminologie und Konzepte zur Einteilung von epileptischen Anfällen und Epilepsien: Bericht der Klassifikations- und Terminologiekommission der Internationalen Liga gegen Epilepsie, 2005-2009. Akt Neurol 37 (2010) 120–130

Bertram G. Katzung, Anthony J. Trevor, Susan B. Masters; Basic and Clinical Pharmacology; Mcgraw-Hill Professional; 12. Auflage 2012

Bialer M et al., Epilepsy Res 2007; 73: 1–52

Bialer M, CNS Drugs 2007; 21: 765–774

Bialer M, Oxcarbazepine. Chemistry, Biotransformation, and pharmacokinetics. In: Antiepileptic Drugs, 5th edn. LevyRH, Mattson RH (eds) Lippincott, Williams & Wilkins, Philadelphia, USA, 2002, 459–465

Böhme I, Lüdens H. Zielstrukturen der Antiepileptika: Molekulare Neurobiologie der Epilepsie. Pharm uns Zeit 4 (2007) 262–268

Brandt C, Epilepsien in Zahlen. Informationsblatt 006, Informationszentrum Epilepsie (ize) der Deutschen Gesellschaft für Epileptologie e.V., 2008

Cunnington M, Ferber S, Quartey G, and the International Lamotrigine Pregnancy Registry Scientific Advisory Committee (2007) Effectof dose on frequency of major birth defects following fetal exposure to lamotrigine monotherapy in an International Observational Study. Epilepsia in press

Diener HC et al., Hersg., Leitlinien für Diagnostik und Therapie in der Neurologie. 5. überarbeitete Auflage. Georg Thieme Verlag: Stuttgart, New York, 2012

Doughty J et al., Epilepsy Behav 2003; 4: 710–716

Eadie, M. J., Vajda, F. J. E. (eds.): Antiepileptic Drugs. Handbook of Experimental Pharmacology, Vol. 138. Springer, Berlin 1999.

Eriksson K, Kalviainen R. Pharmacologic management of convulsive status epilepticus in childhood. Expert Rev Neurother 5 (2005) 777–783

European Agency for Evaluation of Medicinal Products, Committee for Proprietary Medicinal Products: Note for Guidance on Quality of Modifies Release Products. CPMP/QWP/604/96, 1999

Garnock-Jones KP. Oromucosal Midazolam. A review of its use in pediatric patients with prolonged acute convulsive seizures. Pediatr Drugs 14 (2012) 251-261; Schwagmeier R et al. Midazolam pharmacokinetics following intravenous and buccal administration. Br J Clin Pharmacol 46 (1998) 203–206; Scott RC et al. Buccal absorption of midazolam: pharmacokinetics and EEG pharmacodynamics. Epilepsia 39 (1998) 290–294

Goodman and Gilman's Manual of Pharmacology and Therapeutics, Laurence Brunton, Donald Blumenthal, Iain Buxton, Keith Parker, McGraw-Hill Professional; 1 edition (2007)

Handbook of Epilepsy Treatment, 3rd Edition By Simon Shorvon MA MB BChir MD FRCP. Published by Wiley-Blackwell, a John Wiley & Sons Ltd. publication, West Sussex, UK, 2010.

Helwig/Otto Arzneimittel: Ein Handbuch für Ärzte und Apotheker; Hans-Hartwig Otto, Karen Nieber; Stuttgart WVG; 11. Auflage einschließl. 3. Akt.Lfg. 2013

Holmes LB, Wyszynski DF, Liebermann E (2004) The AED (antiepileptic drug) pregnancy registry: a 6-year experience. Arch Neurol 61: 673–678

Hufnagel, A., Noachtar, S.: Epilepsien und ihre medikamentöse Behandlung. In: Brand!, T., Dichgans, J., Diener, J. (Hrsg.): Therapie neurologischer Erkrankungen, S. 179–203. Kohlhammer, München 1998.

Klaus Aktories, Ulrich Förstermann, Franz Bernhard Hofmann, Klaus Starke; Allgemeine und spezielle Pharmakologie und Toxikologie; Urban & Fischer Verlag/Elsevier GmbH; 10. Auflage 2009

Klimach VJ. Epic Clinical Network. The community use of rescue medication for prolonged epileptic seizures in children. Seizure 18 (2009) 343–346

Leitlinien für Diagnostik und Therapie in der Neurologie, 4. überarbeitete Auflage 2008, S. 654 ff, ISBN 978-3-13-132414-6, Georg Thieme Verlag Stuttgart

Leitlinien für Diagnostik und Therapie in der Neurologie, 4. überarbeitete Auflage 2008, S. 654 ff, ISBN 978-3-13-132414-6, Georg Thieme Verlag, Stuttgart; Shinnar S et al. How long do new-onset seizures in children last? Ann Neurol 49 (2001) 659–664

Leitlinien für Diagnostik und Therapie in der Neurologie: Erster epileptischer Anfall und Epilepsien im Erwachsenenalter, Entwicklungsstufe: S1, Stand: September 2012

Lothman, E.: The biochemical basis and pathophysiology of status epilepticus. Neurology 40 (Suppl. 2), 13–23 (1990).

M. S. Hildebrand, H. H. Dahl u. a.: Recent advances in the molecular genetics of epilepsy. In: Journal of medical genetics. Band 50, Nummer 5, Mai 2013, S. 271–279

McIntyre J et al. Safety and efficacy of buccal midazolam versus rectal diazepam for emergency treatment of seizures in children: a randomised controlled trial. Lancet 366 (2005) 205–210

McMullan J et al. Midazolam versus diazepam for the treatment of status epilepticus in children and young adults: a meta-analysis. Acad Emerg Med 17 (2010) 575–582

Montouris G (2005) Safety of the newer antiepileptic drug oxcarbazepine during pregnancy. Curr Med Res Opin 21: 693–701

Morrow J, Russell A, Guthrie E et al. (2006) Malformation risks of antiepileptic drugs in pregnancy: a prospective study from the UK Epilepsy and Pregnancy Register. J Neurol Neurosurg Psychiatry 77: 193–198

Mpimbaza A et al. Comparison of buccal midazolam with rectal diazepam in the treatment of prolonged seizures in Ugandan children: a randomized clinical trial. Pediatrics 121 (2008) e58–e64

Mutschler Arzneimittelwirkungen: Pharmakologie – Klinische Pharmakologie – Toxikologie; Ernst Mutschler, Gerd Geisslinger, Heyo K. Kroemer, Sabine Menzel, Peter Ruth; Wissenschaftliche Verlagsgesellschaft Stuttgart; Auflage: 10. Auflage 2012

Neligan A, Shorvon SD. Prognostic factors, morbidity and mortality in tonic-clonic status epilepticus: a review. Epilepsy Res 93 (2011): 1, 1–10

Neubauer BA et al. Epilepsie im Kindes- und Jugendalter. Dtsch Ärztebl 105 (2008) 319–328

NICE clinical guideline 137, The epilepsies: the diagnosis and management of the epilepsies in adults and children in primary and secondary care. Issued January 2012

Perucca E (2005) An introduction to antiepileptic drugs. Epilepsia 46;Suppl 4:31–37

Perucca E (2006) Clinically relevant drug interactions with antiepileptic drugs. Br J Clin Pharmacol 61(3):246–255

Rogawski MA, Löscher W (2004) The neurobiology of antiepileptic drugs for the treatment of nonepileptic conditions. Nat Med 10(7):685–692

Rogawski MA, Löscher W (2004) The neurobiology of antiepileptic drugs. Nat Rev Neurosci 5(7):553–564

Rogawski, M. A., Porter, R. J.: Antiepileptic drugs: Pharmacological mechanisms and dinical efficacy with consideration of promising developmental stage compounds. Pharmacol. Rev. 42, 223–286 (1990).

Scott RC et al. Buccal midazolam and rectal diazepam for treatment of prolonged seizures in childhood and adolescence: a randomised trial. Lancet 353 (1999) 623–626

Smith, D. B. (ed.): Epilepsy. Current approaches to diagnosis and treatment. Raven Press, New York 1990.

Stefan, H., Feuerstein, T.J.: Novel anticonvulsant drugs. Pharmacol. Ther. 113,165–183 (2007).

Steinhoff B, Bast T. Vademecum Antiepileptikum 2011/2013 Pharmokotherapie der Epilepsien, 21. überarbeitete Auflage, Deutsche Gesellschaft für Epileptologie e.V., Berlin

Wait S et al. The administration of rescue medication to children with prolonged acute convulsive seizures in the community: What happens in practice? Eur J Paediatr Neurol 17 (2013) 14–23

Wilson CG et al. The behavior of fast dissolving dosage form followed by gamma scintigraphy. Int J Pharm 40 (1987) 119–123

Wilson MT et al. Nasal/buccal midazolam use in the community. Arch Dis Child 89 (2004) 50–51

Wolff M et al. Monatsschr Kinderheilkd 159 (2011) 8: 732–738

Stichwortverzeichnis